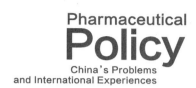

Pharmaceutical
Policy
China's Problems
and International Experiences

药品政策
中国问题与国际经验

国务院发展研究中心社会部课题组 / 著

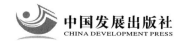

中国发展出版社
CHINA DEVELOPMENT PRESS

图书在版编目（CIP）数据

药品政策：中国问题与国际经验 / 国务院发展研究中心社会部课题组著.
北京：中国发展出版社，2016.11
ISBN 978-7-5177-0578-9

Ⅰ.①药… Ⅱ.①国… Ⅲ.①药品管理—方针政策—研究—中国
Ⅳ.①R954

中国版本图书馆CIP数据核字（2016）第225847号

书　　　　名：药品政策：中国问题与国际经验
著作责任者：国务院发展研究中心社会部课题组
出 版 发 行：中国发展出版社
　　　　　　（北京市西城区百万庄大街16号8层　100037）
标 准 书 号：ISBN 978-7-5177-0578-9
经 　销 　者：各地新华书店
印 　刷 　者：北京市庆全新光印刷有限公司
开　　　　本：710mm×1000mm　1/16
印　　　　张：17.25
字　　　　数：227千字
版　　　　次：2016年11月第1版
印　　　　次：2016年11月第1次印刷
定　　　　价：50.00 元

联 系 电 话：（010）68990630　68990692
购 书 热 线：（010）68990682　68990686
网 络 订 购：http://zgfzcbs.tmall.com//
网 购 电 话：（010）88333349　68990639
本 社 网 址：http://www.develpress.com.cn
电 子 邮 件：bianjibu16@vip.sohu.com

课题组成员名单

课题负责人：葛延风　国务院发展研究中心社会发展研究部部长

中方成员（以姓氏笔画为序）

王列军　国务院发展研究中心社会发展研究部副部长

冯文猛　国务院发展研究中心社会发展研究部副研究员

张佳慧　国务院发展研究中心社会发展研究部副研究员

张　亮　国务院发展研究中心社会发展研究部副研究员

喻　东　国务院发展研究中心社会发展研究部副研究员

外方成员

汤胜蓝　美国杜克大学教授、昆山杜克大学全球健康中心主任

J. Moe　美国杜克大学教授

D. H. Schmidt　德国健康系统管理专家，博士

E. E. Roughhead　澳大利亚南澳大学药学医学学院教授

A. I. Brity　澳大利亚南澳大学药学医学学院，博士

S. Teerakulchon　泰国市场制药协会（MPAT）主席，博士

C. Omprakash　印度阿里格尔穆斯林大学，博士

　　本书是国务院发展研究中心社会发展研究部药品政策课题组历时一年多完成的一项研究成果。

　　在医药卫生体制改革和医疗卫生事业发展过程中，药品政策是非常重要的内容之一。新一轮医改启动以来，按照三医联动的原则，我国在药品领域进行了一系列改革实践：实施了新版 GMP 认证、GSP 认证，建立并全面落实了基本药物制度，全面推行了药品省级集中招标采购，加强了用药管理并强化了对流通环节的监管。近期，又逐步放开了药品价格管控，强化了药品审批管理，启动了对部分特殊用药的国家谈判机制，并开始在县级公立医院及试点城市公立医院取消药品加成。上述一系列改革举措在规范药品生产流通秩序、保障公众用药等方面都取得了明显的成效。

　　虽然成效很大，但受各种复杂矛盾长期积累的影响，我国药品领域仍然存在不少值得关注的问题。国际上公认的药品政策目标是确保公众有药可用、用得起药、用放心药、合理用药，医药产业也能够健康发展。比照上述目标，我国药品领域在生产、质量、流通以及使用环节都还存在或大或小的问题。公众对药品领域的很多矛盾存在不满，有关问题对深化医药卫生体制改革的制约也很突出，进一步深化药品体制改革、完善药品政策势在必行。

鉴于问题的重要性，我们从 2014 年下半年开始启动了对中国药品政策的系统研究。基本目标是客观总结新中国成立以来我国在药品领域的政策发展历程及经验教训，重点对改革开放特别是新一轮医改启动以来我国药品体制的重要变革进行系统分析和评估。在此基础上，针对药品审批和质量监管、生产、流通、使用等关键体制和机制改革问题，提出相关政策建议，供决策部门参考。

在一年多的研究过程中，课题组一方面进行了大量的文献收集和分析，同时还进行了大量的调查研究工作。课题组先后赴浙江、湖南、重庆等地，与卫生计生部门、产业发展相关部门（发改、工信、药监、商务等）、药品招标采购部门、医保相关部门、药品生产和流通企业等相关利益方分别召开了多场背对背的座谈会，听取各方面的意见和建议。在研究过程中，还召开了多次研讨会，听取有关国内外专家及相关部委官员的意见和建议。

鉴于药品政策的特殊性和复杂性，要完善药品政策，不仅要总结中国经验，还应深入了解国际上药品政策发展的一般规律和普遍做法。为此，课题组部分成员专程赴美国进行访问研究，与杜克大学全球健康中心、护理学院、商学院、杜克大学医院、达勒姆市社区诊所、北卡罗来纳州健康和人类服务部、商业医保公司、医药流通公司等开展了深入交流。同时，还专门邀请了英国、澳大利亚的专家来华交流。为更多了解不同国家药品政策的共性及特殊制度安排，我们还委托杜克大学全球健康研究所组织有关专家，分别对德国、澳大利亚、泰国、印度以及美国的药品政策进行了深入的国别案例研究。

本项研究由国务院发展研究中心社会发展研究部牵头组织，社会发展研究部葛延风研究员担任课题组负责人。中方成员主要为国务院发展研究中心社会发展研究部有关研究人员。国际经验研究及国别案例研究主要由美国杜克大学全球健康研究所及昆山杜克大学全球健康研究中心有关学者完成，杜克大学汤胜蓝教授和 Jeff Moe 教授负责。

本项研究的成果是集体智慧的结晶。在研究过程中，课题组对有关重点问题反复进行集体讨论，形成基本判断，然后分工写作。每份报告形成后，课题组再集体讨论修改，集体定稿。其中，上篇总报告由葛延风、张佳慧、张亮撰写，分报告一由冯文猛撰写，分报告二由王列军撰写，分报告三由张佳慧撰写，分报告四由喻东撰写；下篇总报告由 J. Moe 教授撰写，泰国药品政策报告由 S. Teerakulcho 博士撰写，印度药品政策报告由 C. Omprakash 博士撰写，德国药品政策报告由 D.H. Schmidt 博士撰写，澳大利亚药品政策报告由 E.E. Roughhead 教授和 A.I. Brity 博士撰写，补充报告由 J.Moe 教授撰写。

在研究过程中，还有很多学者以不同方式参与了讨论和相关的研究工作。杜克大学副校长、全球健康研究所名誉所长 Michael Merson 教授，伦敦政治经济学院卫生研究中心主任和社会政策系教授 Elias Mossialos 教授，昆山杜克大学谢启瑞教授，澳大利亚亚太地区消除病毒性肝炎联盟创始人 Jennifer Johnston 女士，昆山杜克大学董迪博士，杜克大学商学院戴丽娜女士等参与了本项研究的讨论，提出了很多重要的意见和建议。此外，来自国内研究机构和相关政府部门的很多专家（这里难以一一列举名单）或参与讨论，或以其他方式给予了支持。在这里，我们向所有对本项研究提供支持和帮助的朋友表示衷心的感谢！

最后，还要感谢强生（中国）投资有限公司出于企业社会责任，不附带任何企业诉求，为本项研究提供了研究经费支持，并对强生（中国）投资有限公司同仁在课题研究中提出的宝贵建议表示感谢。

我们衷心地希望本书的出版能够为相关政府部门决策以及学界同仁开展进一步研究提供有益的参考和借鉴。需要强调的是，本书体现的是课题组的观点，不代表国务院发展研究中心，课题组及署名作者对具体报告承担责任，恳请有关机构、学者在引用时予以注意。另外，由于能力和水平限制，不足和疏漏在所难免，欢迎大家的批评指正。

"药品政策研究"课题组

2016 年 8 月

目录 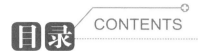 CONTENTS

上 篇

总报告

从多重矛盾和困局中寻求突破——对中国药品问题的解析及建议 ·····2

一、近年来中国在药品政策改革方面的进展 ················· 2

二、中国药品领域存在的突出问题 ····················· 5

三、中国药品领域问题的主要原因分析 ················· 7

四、三医联动、多措并举，完善药品政策 ··············· 11

五、需进一步讨论的两个热点问题 ···················· 14

分报告一

促进医药产业发展的几个关键问题 ······························**17**

一、世界医药产业发展的基本趋势 ···················· 17

二、中国医药产业发展的基本状况 ···················· 24

三、当前发展面临的主要问题 ······················· 37

四、提升中国医药产业发展和创新能力的政策建议 ·········· 43

分报告二

对我国公立医院药品集中采购的分析与建议··················**47**

一、药品流通及公立医院药品采购制度的演变··················47

二、当前的药品集中采购制度和政策··················51

三、药品集中采购的成效、问题及其原因分析··················54

四、药品采购的国际实践及启示··················57

五、近期与中长期改革建议··················60

参考文献··················66

分报告三

我国基本药物制度的进展、挑战和改革建议··················**67**

一、国际基本药物政策发展概况··················67

二、我国基本药物制度的发展历程及进展··················69

三、我国基本药物制度存在的问题··················73

四、对完善我国基本药物制度的建议··················76

附：基本药物制度的国际经验··················79

分报告四

药品的特殊性、国际经验及对中国的启示··················**96**

一、药品的特殊性和药品政策核心目标··················96

二、基于药品特殊性的核心制度安排··················98

三、具体环节的国际普遍做法··················102

四、中国的经验和教训··················110

下 篇

总报告

主要国家药品政策实践与经验·······························**116**

内容摘要···116

一、报告编写背景···118

二、理论框架···120

三、参照国报告（泰国、印度、德国、澳大利亚）·············125

四、参照国借鉴意义总结···143

分报告一

泰国药品政策···**150**

内容摘要···150

缩略语···151

背景···152

目标···153

一、法律框架···153

二、药品采购···157

三、药品流通···166

四、制药成本和定价···170

参考文献···177

分报告二

印度药品政策 ·· **180**

背景 ·· 180

目标 ·· 180

一、引言 ·· 181

二、药品制造 ·· 184

三、药品分销 ·· 187

四、药品定价 ·· 195

五、基本药品 ·· 200

参考文献 ·· 204

分报告三

德国药品政策 ·· **206**

内容摘要 ·· 206

缩略语 ·· 207

背景 ·· 209

目标 ·· 210

一、法律框架 ·· 210

二、药品采购 ·· 213

三、药品销售 ·· 217

四、药品成本和定价 ·· 219

参考文献 ·· 231

扩展阅读 ·· 233

分报告四
澳大利亚药品政策 ·· **233**

背景 ·· 235

研究目的 ·· 235

一、政策框架 ··· 236

二、药品分销 ··· 239

三、药品采购 ··· 240

四、药品福利计划清单药品的定价 ································· 243

五、药品的合理使用 ·· 248

参考文献 ·· 248

补充报告
美国兼顾成本、质量和可及性的药品成本控制"间接"机制 ······· **254**

一、背景 ·· 254

二、美国制药业供应链概述 ·· 255

三、处方药目录分级和报销范围 ······································· 257

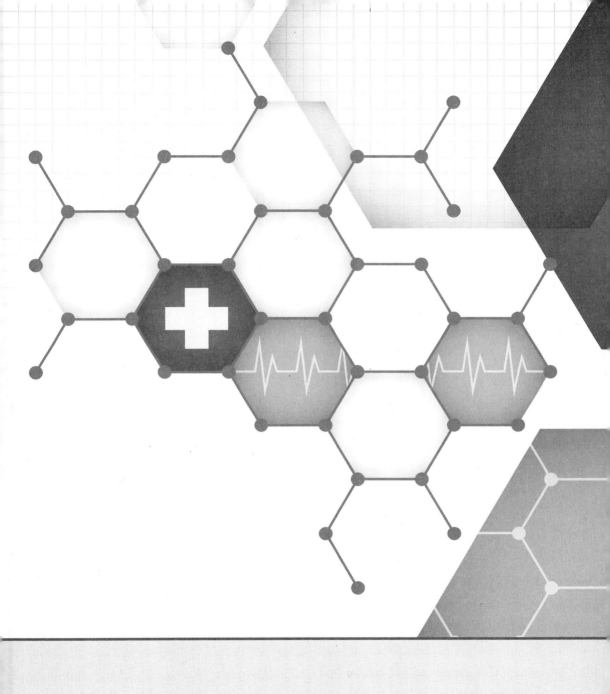

上 篇

从多重矛盾和困局中寻求突破

——对中国药品问题的解析及建议

深化医药卫生体制改革，完善药品政策，促进医药产业健康发展，关乎全国 13 亿人民群众的切身利益与幸福安康。2009 年新一轮医改启动以来，药品领域的改革取得了明显进展，但仍存在许多亟待解决的难题，制约着改革的进一步推进，必须加以有效应对。

一、近年来中国在药品政策改革方面的进展

新一轮医改启动以来，按照医疗、医保、医药"三医联动"原则，在药品领域实施了一系列改革举措，取得了明显的成效。

（一）强化了生产环节的监管

首先，为了加强药品质量管理，2011 年公布了《药品生产质量管理规范（2010 年修订）》（称为新版 GMP），与 98 版的 GMP 认证相比，从管理和技术上都有了相当大的进步。

同时，加大对制造假冒伪劣药品的打击力度。2010 年国家药监局发布了《关于贯彻落实打击侵犯知识产权和制售假冒伪劣商品专项行动方案的通知》，全面贯彻落实打击制售假冒伪劣药品，规范药品生产经营秩序。2014

年国办印发的《2014 年全国打击侵犯知识产权和制售假冒伪劣商品工作要点》，将打击制售假劣药品违法行为列为重点领域。

另外，国家以加大财政投入、加强审评审批制度改革等多种方式鼓励企业创新。在投入方面，据统计，"十二五"以来，我国在医药卫生领域组织实施了科技重大专项、国家自然科学基金、公益性行业科研专项等一批重点科技计划项目，国家财政投入近 300 亿元。在审评审批制度方面，2013 年国家药监局制定了《关于深化药品审评审批改革进一步鼓励药物创新的意见》，2015 年国务院印发了《关于改革药品医疗器械审评审批制度的意见》，大大推动了审评审批制度的改革。

（二）强化了流通环节的监管

一是为了加强药品经营质量管理，规范药品经营行为，2013 年原卫生部制定了《药品经营质量管理规范》，2015 年国家药监局又重新制定了《药品经营质量管理规范》，对流通企业实施 GSP 认证管理。

二是全面实施以省为单位的集中招标采购，推出了招生产企业、招采合一、量价挂钩、双信封制、集中支付、全程监管等重要举措。

三是加强对流通环节的监管，打击商业贿赂。通过建立集中采购平台，加强信息披露，提升交易的透明度。同时，近来国家加大了医药商业贿赂的打击力度，出台了《关于建立医药购销领域商业贿赂不良记录的规定》等制度，查处了较多的药品企业贿赂案件。

（三）强化了用药的管理

一是加强处方管理。为提高处方质量，在继续执行《处方管理办法》（2007 年 5 月 1 日施行）的基础上，2010 年原卫生部制定了《医院处方点评管理规范（试行）》，更好促进了合理用药。

二是规范抗生素药物的应用。2011 年发布了《抗菌药物临床应用管理办法（征求意见稿）》和《2011 年全国抗菌药物临床应用专项整治活动方案》，对抗生素滥用等采取专项治理。2015 年又发布了《抗菌药物临床应用指导原则（2015 年版）》、《关于进一步加强抗菌药物临床应用管理工作的通知》，继续加强对抗菌药物的规范应用管理。

三是部分地区公立医院试点取消药品加成。2012 年国家发展改革委发布的《关于推进县级公立医院医药价格改革工作的通知》要求，取消试点医院药品加成政策。

（四）确立并开始实施基本药物制度

从 2009 年 3 月《中共中央、国务院关于深化医药卫生体制改革的意见》明确提出建立国家基本药物制度，并将初步建立国家基本药物制度作为2009～2011 年重点抓好的五项改革之一。2009 年 8 月国务院医改办发布《关于建立国家基本药物制度的实施意见》、《国家基本药物管理办法（暂行）》（2015 年进行修订，正式印发《国家基本药物目录管理办法》）、《国家基本药物目录（基层医疗卫生机构设备使用部分）》（2009 年版），标志着我国建立国家基本药物制度的工作开始正式实施。一是确定了国家基本药物目录，并明确指出，目录在保持数量相对稳定的基础上，实行动态管理，原则上每三年调整一次。其中，2009 年版的基本药物目录确定包括化学药品、中成药共 307 个药物种，2012 年版的目录扩大至 520 种。二是要求政府举办的基层医疗机构要求全部配备和使用基本药物并实行零差率销售。三是要求政府举办的医疗卫生机构使用的基本药物由省级人民政府指定以政府为主导的药品集中采购相关机关按《招标投标法》和《政府采购法》的有关规定，实行省级集中网上公开招标采购并统一配送。

近期针对存在的一些问题，国家又先后出台了《关于完善公立医院药品集中采购工作的指导意见》（以下简称"7 号文"）、《国务院办公厅关于全面推开县级公立医院综合改革的实施指导意见》（以下简称"33 号文"）、《国务院办公厅关于城市公立医院综合改革试点的指导意见》（以下简称"38 号文"）、《关于印发推进药品价格改革意见的通知》（以下简称《药品价格改革意见》）、《关于改革药品医疗器械审评审批制度的意见》（以下简称"44号文"）等一系列重要文件，对招标采购政策、全面取消药品加成（以药补医）、放开对（部分）药品的价格管制、完善药品审批管理等方面做出了更为明确的要求，更大程度上促进了药品领域的快速发展。

二、中国药品领域存在的突出问题

在取得明显成效的同时，受多方因素影响，我国药品领域依然存在很多值得关注的问题。

国际上公认的药品政策目标，核心包括四个方面：有药可用、用得起药、用放心药、合理用药。此外，好的药品政策还应有利于促进医药产业健康发展。比照上述目标，我国药品领域仍不同程度存在问题。

（一）从"有药可用"角度看，总体较好，但依然有少量药品存在供应不足问题

我国已通过审批的药品文号达 16.8 万之多，实际在产的药品品规 4 万多种，总体能够满足群众用药需求。近年来部分药品供应不足，主要有两种情况：一是部分低价药利润过低，厂家不愿生产，造成药品断供，在一些地区部分基本药物供应方面表现尤为突出；二是部分治疗罕见病的"孤儿药"，用量少但研发成本高，国内厂家不愿或没有能力研发，只能依赖高价进口药。从本质上看，上述两种情况都不是绝对"无药可用"，而是价格、激励机制不合理等相关因素造成的相对"无药可用"。

（二）从"用得起药"角度看，不同人群和不同类型药品存在差异，用不起药的问题仍然存在

基本药物及医保甲类药品，价格不高，且绝大部分费用由医保支付，总体可以保证患者用得起。医保乙类药品，价格偏高，或单价不高但用量较大，

患者自付比例较高，经济压力较大，尤其是参加新农合和城镇居民医保的患者。自费药品特别是一些专利药、原研药，大多数价格很高，中低收入群体用不起的问题非常突出，公众反应比较强烈。前段时间备受关注的格列卫代购事件就是一个典型案例。

（三）从"用放心药"角度看，有进展，但仍然存在不少问题

专利药、原研药质量总体较高，仿制药质量近年来整体也有所提高。目前存在的主要问题是，因缺乏严格统一标准，仿制药质量差别较大，有些仿制药质量不高、疗效欠佳，少数质量低劣。部分药品没有实质疗效或无法证明疗效甚至可能有潜在危害(如业内反映的部分中药注射剂)，仍被大量使用。此外，假药、过期药在市场上还没有完全杜绝。

（四）从"合理用药"角度看，问题仍非常突出

主要表现为药品超剂量、超范围使用，该用的用多了，不该用的乱用。近年来，通过专项整治等措施，"三素一汤"（抗生素、激素、维生素、静脉输液）、多种抗生素联合使用等问题得到了一定程度遏制，但抗生素使用率、输液率总体上仍大大高于国际平均水平。同时，中药注射剂、辅助用药滥用问题更加突出。药品滥用，既是"用不起药"的重要原因之一，也是"看病贵"的重要推手，同时还导致了严重的健康损害。

（五）从"促进医药产业健康发展"角度看，医药产业大而不强，创新能力严重不足

目前，我国含中外合资和外方独资在内的药品生产企业有5000多家，2014年包括原料药、制剂、生物制品、中成药、饮片在内的药品工业销售收入为20596亿元，而2013年全球排名前十的跨国制药企业仅处方药销售收入就达到3284亿美元，约合人民币20000多亿元。由于产业集中度过低，我国药品生产低水平重复竞争问题突出，同一种药品经常有几十家甚至上百家企业

生产。此外内资药企创新能力整体较弱，目前研发投入占销售收入的比重只有
1.5% 左右，而跨国企业这一比例普遍在 15% ~ 20%，甚至更高。内资药企
所生产药品的 97% 为仿制药，大量所谓的"新药"，只是改换规格、剂型或
给药途径，原始创新能力严重不足。截至 2014 年，内资药企通过欧美质量体
系认证的只有 50 多家，仅占全部企业数量的 1% 左右，国际竞争力严重不足。

三、中国药品领域问题的主要原因分析

（一）"医"和"药"的关系扭曲，医疗服务系统存在过强的
通过药品获利的动力

药品产业链中，决定药品使用的是医疗服务系统而非患者，世界各国均
是如此。但我国存在更为特殊的影响因素：两台"发动机"导致医疗服务系
统多用药、用贵药。

第一台"发动机"表现在医疗机构层面，"企业化"运行模式及"药品加成"
政策，使得药品成为医疗服务机构最重要的利润来源，医疗机构普遍有动力
多用药，且内部分配普遍与处方量挂钩。第二台"发动机"表现在医生层面，
由于名义薪酬过低，加上药企之间的过度竞争，药品回扣成为部分医务人员
收入的重要来源。在实际工作中，相当一部分医生既是完成医院任务指标的
"分销员"，又是通过回扣直接为厂家服务的"直销员"。

由于上述两台"发动机"的存在，医、药双方形成了很强的共同利益，
都希望通过多用药、用贵药来获得最大利润。但另一方面，医、药双方也存
在利益分配矛盾。基于用药主导权，医疗服务系统在利益分成中处于强势地
位，通过加成、让利、回扣等方式，获得了药品利润中的很大部分（业内普
遍认为有 40% 甚至更高）。与此同时，尽管药品企业通过各种手段给医疗服
务系统"让利"，但仍无法获得稳定的货源承诺和用量保障，时常面临回款
周期长等问题的困扰。

（二）药品生产企业之间过度竞争，导致诸多不良行为

企业间药品销售竞争，首先是"入场券"竞争，即在各省招标采购中中标，获得销售资格。在竞标过程中，囚徒困境式的"价格战"普遍存在。其次是"合同券"竞争。各省招标普遍都允许同一品种有多家企业中标，拿到"入场券"后企业仍需争取医疗服务机构的实际采购合同。最终进入医院后，企业还需运用各种手段让医生多开药，努力扩大销量。

相对而言，独家产品在定价、采购环节享有特殊政策，这也是生产企业努力获得"新药批文"或确定为"独家产品"的重要动力。但进入医院后，这类药品仍需通过各种"促销"手段扩大用量。

生产企业之间的竞争，主要是通过相互压价及各种"公关"来"抢地盘"，甚至不惜以降低药品质量为代价。这种恶性竞争，不但影响产业发展，也腐蚀了医疗队伍。

（三）流通领域环节过多，挤占生产企业利润，进一步推高药品价格

我国药品市场高度分散，总体上呈现"多对多"的供求模式。5000多家药品生产企业，需要面对30多个省级采购区域，以及包括2.4万家医疗机构和数万家药店在内的实际采购主体。由于大多数药品生产企业规模都比较小，无法逐省投标，更没有能力直接面对数万家采购主体，只能依赖流通企业进行交易。

同时，由于市场供求高度分散，流通领域集中度也非常低。目前全国共有1.6万家药品流通企业，业态复杂。有的面向全国，有的面向大区或特定省份，还有的面向少数医院，地方割据色彩浓厚、关系网错综复杂。很多时候，即使一些面向全国市场的大型企业，在某些地市级或者特定医院，也需要依托当地企业或网络才能进入和占有市场。

流通企业的高度分散和复杂业态，造成交易环节多、链条长、秩序乱、

成本高。药品从生产厂家到医院药房之间，普遍是多层代理的销售模式，特别是一些中小企业生产的药品，只能采取底价包销的方式，经过不同流通企业多次倒手、层层加价。据调查，有些药品从出厂到患者手中要倒十几道手。过多的环节，造成流通秩序混乱，"挂靠"、"走票"、"过票"、"公关"等五花八门。有业内人士反映，我国医药代表数量与医生数量之比已经到了相当惊人的地步，发达国家医药代表与医生的比例大致为1：30～50，而我国则达到了1：1～2左右。

在这一链条中，药品生产企业同样处于弱势地位。生产企业要扩大市场份额，必须高度依赖流通企业，给流通企业留出足够利润空间用于各个环节"公关"。为了控制交易成本，尽管各省都规定应由生产厂家来投标，但事实上很多生产企业无法逐省参与投标，而是由流通企业以生产企业名义参与投标、竞标。

（四）相关领域管理水平有待提高，部分政策设计有待完善

一是药品审批历史遗留问题多，监管能力弱，一些关键性技术手段缺失。在药品审批方面，受历史遗留问题影响，批文过多、过乱，目前尚未形成有效的退出机制。同时，受能力不足、社会舆论压力大等因素影响，近年来药品审批减速，企业反映总体审批周期过长。在监管方面，目前主要是通过GMP认证等手段对企业基本生产能力进行事前监管，但对原辅料质量、生产过程、产品质量、不良反应等事中、事后监管不足。相比发达市场经济国家，对药品的生物等效性评价等能力薄弱，造成药品质量整体参差不齐。

二是药品集中采购受多重压力影响，政策实施效果出现偏差。在采购方面，目前招标主体是各省招标办，但实际采购主体仍是医疗机构，结果是招采分离，难以真正实现带量采购、量价挂钩。医疗机构受利益驱动，仍然是过多注重"利润空间"，而非"性价比"，高价药更受欢迎。在价格与质量的关系方面，尽管各地普遍采用经济技术标和商务标的"双信封"制，但实际上由于质量鉴别能力不足，经济技术标标准粗放，评标过程主要依靠专家

经验，随意性大，招标过程实际仍是"价格战"。更值得关注的是，迫于看病贵特别是药品贵的舆论压力，一些地方仍然倾向于把药品集中招标采购作为解决看病贵问题的关键手段，赋予集中采购很多不可能完成的功能，最终演变为以"降价"为主要目标，"唯低价是取"十分普遍，造成了许多不良后果，药品质量难以保障，甚至出现部分低价药、常用药"断供"等问题。虽然表面上压低了药品价格，但医疗机构通过加大用量、更换品种等方式，公众和医保的药费负担事实上并没有降低。同时，部分药品通过独家品种单独定价政策及其他方式，仍可以高价中标。

此外，不同地区招标办法、程序等差异巨大，企业竞标负担沉重，且各地在招标中都不同程度存在"地方保护"，影响了产业健康发展。

三是医疗保险目录不够完善，医保监管能力有待提高。总体上，我国医保管理尚缺乏药物经济学评价和精算平衡能力，医保药品遴选较为粗放，缺乏完善的动态调整和退出机制。由于监管能力不足、技术手段落后、支付方式简单，医保对医疗机构药品滥用和通过药品骗保等行为尚未形成有效制约，没有形成引导医疗机构使用高效低价药品的机制。在实际操作中，医保也没有在药品集中采购中发挥其作为主要支付方的应有作用。

四是用药管理尚未建立起长效机制。尽管近年来通过控制药占比、抗生素专项治理、打击商业贿赂等措施，在一定程度上规范了用药，但在医疗服务体系逐利机制没有根本改变的背景下，相当一部分措施已被医疗机构"破解"。如通过放大手术量、检查量增加总收入来降低药占比，通过增加辅助用药弥补抗生素用量减少带来的收入下降等。

五是基本药物有关政策尚待完善。主要是基本药物公共品属性没有充分体现，影响了基本药物人人可及。尽管目前政策规定基本药物全部实行零差率销售并纳入医保报销范围，但受医保起付线、封顶线等影响，使用基本药物事实上仍需要不少个人自付。同时，很多流动人口使用基本药物报销难，特别是异地门诊用药基本无法报销。另外，目录遴选方式粗放，有把基药等同于廉价、劣质药的倾向。

四、三医联动、多措并举，完善药品政策

（一）切断医、药之间不合理利益联系，从根本上破除医疗服务系统通过药品逐利的机制

医疗服务系统中两台"发动机"的存在，是药品领域一系列问题的根本原因。因此，改革医疗服务系统的行为模式，破除其逐利倾向，是当前整个医药卫生体制改革，也是药品领域改革的关键。医疗服务系统改革的基本方向，是通过筹资模式、支付方式、薪酬制度等综合改革，关闭两台"发动机"，将药品使用从"利润端"转为"成本端"，激励医疗机构和医务人员主动"合理用药"，或至少没有强大动力多用药、用贵药。近期国办印发的"33号文"和"38号文"，对上述问题的解决已提出明确改革方向，下一步关键是细化政策、抓好落实。

关闭第一台"发动机"，首要是全面取消药品加成，关键是要建立包括财政投入、医保支付和患者适度分担在内的多渠道、稳定的经费保障机制，彻底消除医疗机构通过药品逐利的动机。关闭第二台"发动机"，要用综合手段改变医生的动机和行为。一是通过形成合理的医生薪酬制度，让医生不必乱开药。薪酬制度改革不是简单地给医生涨工资，而是要完善薪酬结构及其激励方向。总体上应以岗位职级为基础，结合工作量、满意度等绩效指标，以固定工资为主、浮动绩效工资为辅。要让医务人员有尊严地生活，不必通过滥用药品、检查等获得回扣弥补过低的工资收入。二是更好发挥卫生行政部门和医保部门的监控作用，加快医保支付方式改革，加大对违规行为的惩罚力度，让医生不能、不敢乱开药。三是借鉴国际经验，建立奖励机制，让医生主动合理用药。

（二）以落实"44号文"为契机，整顿、规范药品生产，提高药品整体质量和产业竞争力

一是完善监管体系，提高监管能力。在落实GMP认证的基础上，全面

实施对药品生产的全链条监管，包括原辅料质量和溯源管理、生产过程监管、产品质量检验、不良反应监测等。研究提高环保标准，强制淘汰低水平企业。同时，更好地发挥医药生产企业行业组织作用，鼓励出台高于国家的优质企业联盟标准，促进行业整体质量标准的提升。

二是破除制约企业兼并重组的政策障碍，提高产业集中度。按现行政策，医药企业跨区域兼并重组过程中，被兼并企业的批文无法跟随转移，异地生产需重新申请，影响企业兼并重组积极性。应按照文件提出的"开展药品上市许可持有人制度试点"的目标要求，在企业集团中，优先开展上市许可持有人制度试点，允许药品生产企业兼并重组后药品批文可在集团内部跨地区转移，统一使用，促进企业兼并重组，做大做强。

三是全面清理现有药品批文，建立退出机制。根据文件要求，加快推进落实仿制药质量一致性评价工作，提高仿制药整体质量水平。现有剂型、规格与专利药或国际公认的参比药品不一致的，要补充完善优效性数据，不能以优效来证明改动合理性的不予再注册。

四是在新药审批方面坚持从严原则。提高仿制药质量标准要求，严格落实文件提出的"仿制药审评审批要以原研药品作为参比制剂，确保新批准的仿制药质量和疗效与原研药品一致"的要求，仿制药必须与原研药为标杆进行生物等效性评价。尽快完善新药审批流程，实行分类管理，对确有疗效、市场急需的特殊药品加快审批。

（三）建立完善药品分类供应保障体系，规范药品流通秩序

一是形成更具普惠性的基本药物制度。针对目前基本药物公共品属性不强、部分低收入者因医保报销限制（起付线、封顶线等）带来用药负担重以及部分药品供应不足、对基本药物认识偏差等问题，必须重新明确对基本药物的认识，明确基本药物是"核心用药"、"优选药物"，不是"廉价药"、"劣等药"，同时加快完善我国的基本药物供应保障制度。一方面，建立科学的基本药物遴选机制，重构基本药物目录。结合人口特征、疾病谱、药物可获

得性、成本效益、经济承受能力等因素，基于药物经济学评价，科学确定基本药物目录，并建立动态调整机制。另一方面，进一步完善政府主导的基本药物供应保障体系。解决基本药物可及性问题有两种思路：第一种是调整现有医保报销方式，基本药物不纳入起付线、封顶线限制，同时加快完善异地报销制度，在基本药物方面率先试点突破。第二种是借鉴国际通行做法，以解决大多数人常见病、多发病为目标，遴选出若干核心品种，以基本免费方式向全民提供。最初可只有最常用的几十种，以后随筹资能力的提高及需要逐步扩大范围。按照80%报销比例测算，2014年基层医疗机构520种基本药物，群众实际个人支付总额约为160亿元。如果只遴选几十种，需要新增公共投入将很有限，且通过完善带量采购、简易包装等措施，及基本免费后基药骗保空间消失，实际上甚至可能不需要新增投入。

二是完善招采合一、带量采购、量价挂钩、符合市场规律的药品采购供应体系。加快落实"7号文"的要求，建议尽快统一各省招标办法和实施细则，完善经济技术标和商务标评标办法。对采购金额大、竞争充分的药品，严格实行双信封招标和阳光采购，落实招采合一、带量采购。在省级集中采购平台上全方位实现招标、采购、支付，充分发挥网络的公开透明性，对药品交易全流程进行监控，最大限度挤压线下交易空间。近期，可继续以省为单位或探索若干省组成的大区为单位，按照既往药品使用量大致估算采购量并组织招标。长远看，在医疗服务机构利用药品"逐利"的机制被打破、药品使用从"利润端"变为"成本端"的前提下，可考虑让医疗机构作为采购主体进行联合采购，将省级集中采购平台改造为药品集中交易服务平台。

三是加快建立国家主导的特殊药品价格谈判体系。对特殊药品，如部分专利药或其他涉及人群众多、价格过高导致多数人用不起的药品，要尽快建立实施国家层面的价格谈判机制，除明确货源和用量承诺之外，谈判中加强专利审批、药品上市许可、进入医保目录等方面的联动，在保障生产企业合理利润水平的同时，通过大幅增加采购量，大幅降低药品价格，实现企业和患者的利益共赢。进口药品审评审批时，要求企业申报原产国价格和其他进口国家、地区的价格，与采购、医保、使用等政策做好衔接、形成合力。

（四）加快关键性技术的推广和应用，采取配套措施，助推解决药品问题

一是研究建立专业的药物经济学评价机制，加快健康技术评价和药物经济学评价技术的推广和应用，完善基本药物和医保目录动态调整机制。二是利用现代信息技术手段提高对医保药品使用的监控，及时发现处理骗保等违法违规行为，提高经费使用效率。三是强化电子监管码的作用，提高对流通环节的监控，提高流通效率，压缩流通环节的灰色领域。四是加快建立临床用药及不良反应综合监测与评价体系。五是加强药师队伍建设，更好发挥药师在用药指导中的作用，提升药师社会地位和业务素质。此外，要强化对公众用药知识的宣传教育，纠正不合理的用药理念，鼓励公众共同参与，推动合理用药。

五、需进一步讨论的两个热点问题

（一）关于放开药品价格与强化医保支付管理

《药品价格改革意见》要求取消对除麻醉药品和第一类精神药品之外药品的政府定价。对此，社会各界看法不一。支持方认为，药品经营是市场行为，不应用行政手段进行控制，政府部门也没有足够能力发现价格，且行政管控还易滋生腐败。从实际结果看，以前的政府定价，大都是限定最高价即"天花板"价，事实上也没有控制价格虚高。反对方则认为，药品是特殊商品，政府必须进行管控，而且对药品价格实施管控也是不少发达国家的通行做法。

我们的研究发现，放开价格管制，对药品实际价格的影响不会太大。总体上，药品市场是一个过度竞争的市场，特别是对那些有多家企业生产的药品，放开价格管制后实际价格大幅攀升的可能性不大，而且各省通过集中采

购确定的招标价，事实上仍然能起到限价功能。部分独家产品尤其是疗效好且替代性不高的产品，有可能会涨价，但受历史价格、周边市场价格、招标采购及反垄断等政策约束，大幅反弹的可能性也不大。部分低价药特别是近年来很多企业反映价格"虚低"的药品，可能会适度涨价，但这是市场经济条件下价格的合理回归，有利于弥补企业正常成本，解决近年来低价药"断供"问题，能够更好地满足群众的用药需求。因此，总体而言，放开药品价格管控利大于弊。

关于强化药品的医保支付管理的问题，目前有一种比较流行的观点是：放开药品价格管控后，可通过制订医保支付标准来间接控制药品价格。我们的研究发现，制订医保支付标准有其合理之处，可以增强医疗机构的成本意识，促使医疗机构与药企进行谈判压低药品价格，但在当前医疗服务体系改革不到位，医疗机构逐利倾向仍然比较严重的背景下，采取医保支付标准控制药价的方式，可能会面临一些挑战。

制订医保支付标准的基本逻辑是：医保部门为某种药品确定支付标准，医院自行采购药品，医保部门按照支付标准与医院进行结算。对于每种药品，医保支付标准与医院进价之间都会有价差。如果医院药品进价高于医保支付标准，医院就会亏损；反之，医院就会盈利。在这种情况下，医院出于成本考虑，会尽量压低药品进价以获得更多利润。

依照上述逻辑，医疗服务系统和生产企业间的利益同盟将被打破，医、药双方都希望用高价药的模式将不复存在。但这项措施，也会带来一些弊端。首先，出于利益考虑，医院会尽最大可能压低药品进价，医药企业将面临更大压力，利润空间会被挤压。如果监管措施不到位，药品质量会面临更大风险，创新和研发投入压力也会更大。其次，只要存在价差，医疗机构就仍然有动力多用药，医保支付标准控费极有可能演变为药品加成激励的变种版本，合理用药的目标仍然难以实现。而且，医保报销目录外用药仍然无法控制。最后，对医保部门而言，如何针对每种药品制定出合理的支付标准，目前无论从技术上还是从能力上都面临障碍。

因此，在医疗机构靠药品逐利的机制没有消除之前，单纯采取医保支付价控制药品价格操作困难、效果有限，且可能带来新的问题。下一步重点还应在医保支付方式综合改革上下工夫，逐步推进按病种、床日付费、按人头总额预付等方式，真正有效发挥出医保支付管理的作用，使医疗机构将药品内化为成本，而不是只关注"价差"。

（二）关于"二次议价"

目前，药品集中招标后的"二次议价"，在各省普遍存在。除直接返点外，还出现了医院让药品企业捐赠设备、支持基建等隐蔽让利的现象。对于"二次议价"，支持和反对的呼声都很强。医疗机构普遍支持"二次议价"，理由是通过议价确实能进一步降低药品采购价。企业则强烈反对，认为"二次议价"增加了交易成本，挤占了企业的利润空间；为应对医疗机构的"二次议价"，企业在竞标报价中往往要预留出议价空间，进一步推高了药品价格；议价后的价差，基本都归医院所有，患者并没有真正受益；并且"二次议价"影响招标采购的严肃性，甚至有损政府公信力。

在医疗服务系统筹资和分配模式不变的情况下，"二次议价"会带来很多新问题。医疗机构支持"二次议价"的根本出发点不是为了降低药品价格，而是为了获得价差利益。其性质与前述实施医保支付标准类似，即医疗机构会不断挤占药品企业利润，危及药品质量且不利于行业发展；只要存在价差，医疗机构多用药的积极性就不会降低。

目前流行一种思路，即允许"二次议价"，并将议价后的价差让利给患者。这种想法初衷很好，但现实中较难实现，如果医疗机构不能从议价中获利，就不会有动力参与。目前个别地方实施了二次议价后价差由医院和患者共享的探索做法，实际效果仍需进一步观察。

总体而言，在现有医疗机构激励模式不变的背景下，"二次议价"弊大于利。

促进医药产业发展的几个关键问题

　　作为药品政策研究的分报告，本报告旨在对如何推动中国医药产业未来持续健康发展做出系统性分析。报告分四个部分，第一部分对世界医药产业发展的基本趋势做了分析，第二部分对中国医药产业发展的基本状况做了梳理，第三部分剖析了当前中国医药产业发展中面临的主要问题，第四部分提出了提升中国医药产业发展和创新能力的政策建议。

一、世界医药产业发展的基本趋势

　　在人类经济社会发展史上，药品不仅是提升人类健康水平的基本保障，也构成了国民经济发展的重要组成部分。进入 21 世纪后，世界医药产业的发展进一步加速，其在国民经济和社会发展中的重要性也日益提升。近些年，世界医药产业发展的基本趋势，呈现出了迅速增长、高市场集中度、持续的兼并重组、高研发和高利润率并存的四方面特征。

（一）迅速增长的医药产业

　　2001 年，全球药品市场规模为 3930 亿美元，2013 年增至 9890 亿美元，12 年间增加了 152%。据预测，2018 年全球药品市场规模将增至 1.3 万亿美元，比 2013 年增加 30%。这种年均 4% ~ 7% 的复合增长率（按不变价格计算），将高于 2008 ~ 2013 年的 5 年间的 5.2%（IMS，2014）①。

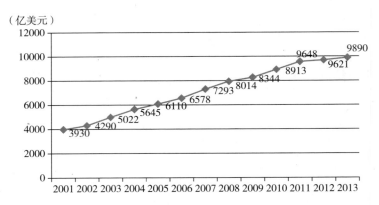

图 1　全球药品销售额的变化：2001 ~ 2013 年（亿美元）

资料来源：IMS。

未来一段时期世界药品市场总体规模的增加，主要是由于新的特效药（specialty medicine）的引入、患者不断改善的医疗服务获得性以及发达市场中原研药较低的专利到期率。在具体因素中，以美国为核心的发达经济体的经济复苏、各国医药卫生体制改革的进一步深化、一些国家的人口增长、收入增加以及健康服务可及性的提高等预期都将有所贡献。与此同时，在未来的 5 年内，全球 65 岁以上的老年人增长速度将会超过其他年龄组人群的增长速度，占据全部人口增长的 30%（IMS，2014），老龄化的发展也将带来药品需求的快速增加。

2013 年全球药品市场中，北美占了 37%，亚洲和澳大利亚占 29%，欧洲第三，占 24%，拉丁美洲占 7%，非洲和中东占 4%。预计到 2018 年，北美份额继续增加，增至 38%，亚洲和澳大利亚迅速增长，增至 36%。而欧洲的份额则降至 19%。拉丁美洲和非洲/中东的份额保持不变，依然分别为 7% 和 4%。因此，在 2013 ~ 2018 年新增的 3050 亿美元 ~ 3350 亿美元中，北美贡献 40%，亚洲和澳大利亚贡献 36%，拉美和欧洲均贡献 9%，非洲和中东

---

① 　IMS Health (2014), Understanding the Pharmaceutical Value Chain, November 2014.

贡献最小，仅为 6%（IMS，2014）。

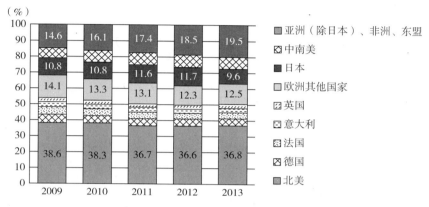

图 2　全球药品市场构成：2009～2013 年（%）

资料来源：IMS World Review 2014.

导致上述趋势出现的具体原因为：美国较强的经济复苏和近些年的奥巴马医改已经对药品消费产生了积极影响，在 2014～2016 年之间，这一趋势会导致市场需求的继续扩张；而欧洲由于缓慢的经济复苏、低人口增长以及降低包括健康和医药花费在内的公共债务的持续努力，将会导致欧洲增长有限；与此同时，在东南亚以及东亚地区，由于人口增长、收入增加以及居民健康服务可获得性的增加，将以全球平均速度两倍的速度增长（IMS,2015）。

截至目前，在美国等国家，医药已经成为国民经济发展中的一项重要产业，在为人群健康水平提升做出贡献的同时，也为经济增长和新增就业机会做出了积极贡献①。近些年，由于具有较高的性价比，仿制药的发展在大部分发达经济体中的重要性日益提升。按药品使用量计算，仿制药已在各国医

_____

① 在世界范围内，美国的生物医药行业的很多指标遥遥领先。2006 年，美国在全世界生物技术收入中所占的比重达到了 3/4。2011 年，全世界处于开发的药剂数量为 5400 个，而美国 2013 年开发的药剂数量为 3400 个，比 2005 年上升了 40%。在这一背景下，生物医药行业在当前的美国经济中占有重要位置。2013 年，美国生物制药行业直接雇佣的员工人数超过 81 万人，为整个美国带来了 340 万个岗位的就业机会，带来的经济贡献高达 7900 亿美元 (PhRMA,2013)。

药产品市场中占据主导地位。

（二）高市场集中度

从世界趋势来看，医药产业是一个市场集中度相对较高的产业。图 3 给出了近些年全球药品市场集中度的变化情况。这一图表揭示了近些年全球药品市场呈现出的两方面特征。一方面是医药市场的高集中度。2013 年，全球前 10 位、20 位、30 位和 50 位企业所占的市场份额分别为 39.6%、56.2%、64.2% 和 71.9%。这一比例说明药品销售主要集中在前 10 位企业。另一方面，近些年，随着竞争的加剧，市场集中度出现了下降势头。前 10 位企业所占的份额从 2005 年的 46.7%，降至 2013 年的 39.6%，下降了 7.1 个百分点，同期，前 20 位、30 位、50 位企业的份额，分别下降了 6.8、5.8 和 5.1 个百分点。需要指出的是，即使近些年有所下降，但整体而言，整个医药产业依然保持了较高的市场集中度。

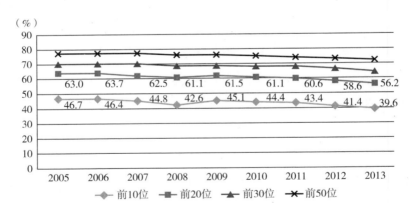

图 3　全球药品市场集中度的变化：2005 ～ 2013 年（%）

资料来源：根据 IMS World Review 2014 计算整理。

（三）持续的兼并重组

进入 20 世纪 90 年代之后，除美国外，世界主要国家药品企业的数量呈现出不断下降的趋势（表 1）。其中，德国从 1990 年的 1000 家下降至 2012

年的 386 家，英国从 370 家下降至 144 家，法国从 362 家下降至 253 家，日本从 1496 家下降至 349 家，瑞士从 1991 年的 450 家下降至 2012 年的 120 家。

表 1　　　　　主要国家药品企业的数量变化：1990 ~ 2012 年

	美国	德国	英国	瑞士	法国	意大利	西班牙	日本
1990		1000	370		362	303	346	1496
1991		1000	377	450	353	299	351	
1992	645	1000	377	450	354	298	340	
1993		1000	315	450	353	297	322	
1994		1200	315	450	344	295	318	
1995		1200	315	450	354	293	318	1512
1996		1200	315	430	320	290	318	
1997	687	1200	315	430	306	286	318	
1998	730	1200	315	430	306	285	268	1468
1999	749	1200	316	395	306	287	268	1151
2000	752	1102	475	481	299	290	270	1123
2001	750	1069	515	480	300	294	270	1104
2002	727	1049	515	460	300	295	262	1068
2003	731	1033	362	250	300	262	259	1062
2004	740	510	362	230	300	241	245	1026
2005	737	333	202	61	323	351	238	972
2006	774	437	195	72	315	340	237	364
2007	798	398	197	72	311	324	228	380
2008	812	425	209	72	306	336	225	351
2009	800	358	192	72	299	333	222	376
2010	835	358	142	72	299	334	225	370
2011	852	379	152	120	253	318	207	341
2012	936	386	144	120	253	302	214	349

资料来源：日本的数据来源于日本制药工业协会《Data Book 2015》；其他国家数据来自 IMS Health IMS World Review 2014。

　　导致上述趋势出现的原因，是医药行业存在的大量兼并重组。事实上，自 20 世纪 50 年代以来，兼并重组逐渐成为全球药品市场中的一个重要现象。兼并重组的动力，源自多个方面。其中既包括由于研发成本攀升和竞争日趋激烈导致企业增强产品线、拓展强势领域的被动结果，也有企业出于丰富产品多样性、剥离非核心区域所做的主动选择。兼并重组的持续发生，在导致优质企业竞争优势不断得到强化的同时，提升了药品的市场集中度，使得全球药品的生产处于相对稳定的格局之中。

　　日本近些年制药行业的变化，为上述制药行业的兼并重组提供了一个缩影。根据日本制药工业协会提供的数据，日本制药企业总数从 1975 年的 1359 家，增至 1995 年的 1512 家后，转入下降轨道，至 2012 年时减少至 349 家。2012 年，日本主要 341 家制药企业的就业人数为 16.8 万人。而药品市场规模从 1985 年的 45154 亿日元，增至 2012 年的 118567 亿日元（约合 6284 亿元）。与此同时，日本制药行业的产业集中度不断提高，前十位企业占药品市场比例从 1993 年的 31.6% 增至 2008 年的 58.0%，至 2012 年稍有下降，至 51.1%。前五位企业的产业集中度从 1993 年的 18.8% 增至 2008 年的 43.5%，之后稍有下降，至 2012 年降至 36.1%[1]。同时，在产业附加价值率方面，2013 年日本医药品产业的附加价值率为 33.6%，而其所属的化学工业为 24.9%，同期整个制造业的附加价值率为 19.3%[2]。研发费用占收入的比例从 1975 年的 4.91% 增至 2013 年的 11.7%[3]，其中最高的企业高达 33.5%。此外，10 个大的企业的研发占比，从 1999 年的 11.1% 到 2008 年时达到最高点的 20.9%，之后有所回落，到 2013 年时维持在 18.4% 的水平上[4]。

（四）高研发投入和高利润率

　　医药生产是典型的知识／技术密集型产业，其发展进步的基础是企业基于研发的创新能力。同时，即使同其他知识／技术密集型产业相比，医药产业也呈现了更高的研发投入力度。比如，在美国，2012 年生物制药行业的公司新投入的研发资金达 485 亿美元，远高于美国其他任何一个行业用于研发的投资。同年，研发投入在整个生物制药行业销售收入的比重达到 16.4%。

---

① 日本制药工业协会：《Data Book 2015》，2015 年 2 月。
② 日本政策投资银行「産業別財務データハンドブック」。
③ 日本总务省 (2014)，"科学技术研究调查报告"，2014 年 12 月 18 日。
④ 有价证券报告书。

其中，美国国内用于研发的投入占到了国内销售收入的 20.7%（PhRMA，2013）。在日本，2013 年全产业的研发投入占销售比为 3.33%，而药品产业是其中唯一一个研发投入比达到两位数的产业，为 11.7%（日本总务省，2014）[①]。

图 4 给出了 2013 年世界一些主要制药企业的研发投入占比情况。从中可以看出，大部分制药企业的研发投入占销售比都在 10% 以上，一些企业的研发投入甚至超过了 20%。高研发投入成为世界大型制药企业的一个突出特征。近些年，世界大的制药企业，其研发投入一般维持在 15% ~ 20%，并且研发投入基本维系了持续增长势头。

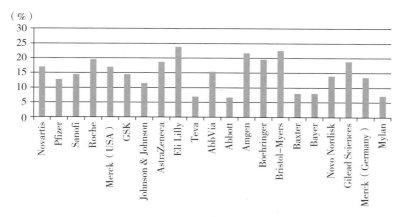

图 4　2013 年部分医药企业研发投入比（%）

资料来源：各公司年报。

近些年，新药研发成本的不断上升，客观上成为导致制药企业逐步加大研发投入的一个动因。当前，开发一个新药的时间为 10 ~ 15 年，且费用相较之前有了很大攀升。以美国为例，开发一种新药的成本（包含失败成本在内），在 1970 年代、1980 年代中期、1990 年代后期和 21 世纪初期分别为 1.4 亿美元、3.2 亿美元、8 亿美元和 12 亿美元（PhRMA，2013）。但同开发成本上升相比，导致高研发投入的根本激励是高利润率和不断激化的竞争。相

① 日本总务省（2014），"科学技术研究调查报告"，2014 年 12 月 18 日。

对于其他知识／技术密集型企业，主要制药企业的利润率更高。图5给出了
2013年世界一些主要制药企业同其他知识／技术密集型企业的利润率比较。
从中可以看出，即使同属于知识／技术密集型产业，这些制药企业的利润率
也远高于其他行业内的企业。其中，最高的制药企业辉瑞的销售利润率达到
了42.7%。

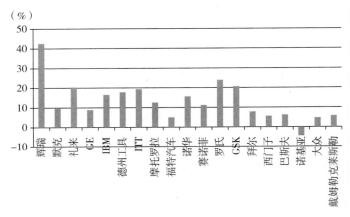

图5　2013年部分欧美知识／技术密集型企业销售利润率（%）

资料来源：各公司年报。

二、中国医药产业发展的基本状况

改革开放以来，中国医药产业增长高于GDP增长，成为经济领域中发展
最快的产业之一。1978年，医药工业总产值为79亿元，2014年，医药工业
各子行业主营业务收入合计达到2.46万亿元。自2010年开始，医药产业被
定义为战略性新兴产业，目标是发展成为国家经济支柱产业。

作为关系国计民生的特殊行业，医药产业一直更多地受到政策影响。在
实践中，我国医药产业的政策改革遵循了以下总体方向：提升产品质量，确
保用药安全，作为战略性新兴产业，增强创新能力，促进企业公平竞争，培
育成为国民经济支柱产业。

近些年，我国医药产业的发展环境发生了很大变化。随着 2009 年新医改的实施，在基本药物政策、新医保目录政策、药品价格政策、医保政策、药品招标采购政策等多个领域发生了变化。在这一背景下，医药产业的相关政策，出现了明显调整。这些调整集中在五个领域：支持研发创新；提升药品质量；推进兼并重组，提升产业集中度；探索价格形成机制；整顿宏观环境。

1. 支持研发创新

对研发创新进行支持，体现在三个不同层面。首先，制定政策规划。迄今为止，我国先后通过了《国家中长期科学和技术发展规划纲要（2006-2020）》、《促进生物产业加快发展的若干政策》、《关于加快培育和发展战略性新兴产业的决定》、《医学科技发展"十二五"规划》等专门的政策规划，以规范医药产业的发展，提供制度性支持。其次，加大资金投入。近年来，通过国家科技重大专项等方式，加大对医药创新发展的支持力度，2008 年启动"重大新药创制"重大科技专项，截至目前累计投入超过 110 亿元，2011 年以来仅中央财政资金投入就近 200 亿元。第三，进行研发中心建设。截至 2015 年，累计支持建立了国家工程技术研究中心 32 个、创新型企业 41 家、国家重点实验室 10 家、国家工程研究中心 9 家、国家级企业技术中心 84 家、产业技术创新战略联盟 11 个，促进了医药工业整体科技创新能力的提升。

2. 提升药品质量

提升药品质量是我国医药产业相关政策制定中的重要目标。围绕这一目标，迄今为止的政策调整做了大量工作。

首先，不断修订完善了国家药典，大幅增加收载品种，药品质量可控性、有效性的技术保障得到进一步提升。我国第一部药典于 1953 年颁布，之后每一版药典都会新增收录品种，并对已有标准进行改进。2015 年 8 月，作为继 1953 年第一版发布后的第十版，《中华人民共和国药典》2015 年版发布。这部药典中收载的品种达到 5800 种，比此前的 2010 年版新增 1200 多种，修订品种 751 个，并且将药用敷料品种增加了 128 个，达到 260 个，净增一倍。同时，结合药典修订，参照国外药典标准，CFDA 稳步推进国家标准提高行动计划，"十二五"时期以来完成了 2000 多项药品标准提高任务，并系统部署和推进相对薄弱的中药、民族药及药品包装材料标准提高任务。

其次，强化药品 GMP 认证，通过严格监督，淘汰一些不符合标准的中小制药企业。1999 年 11 月，《药品 GMP 认证检查评定标准》实施，对中国制药企业形成一次大的洗牌，一批设备陈旧、技术落后的企业被淘汰出市场，制药企业的平均技术水平有了很大提升。2007 年 10 月 29 日，新修订的《药品 GMP 认证检查评定标准》实施。新标准涉及的内容从 225 条增加到 259 条，其中关键项目由 56 条增加至 92 条，一般项目从 169 条减少至 167 条。主要增加了对企业人员资质、生产过程、质量控制和验证文件等软件管理方面的技术要求。通过实施更严格的监督，一些不符合标准的中小制药企业被淘汰，医药产业的集中度有所提升。2011 年 2 月 25 日，CFDA 发布《关于贯彻实施〈药品生产质量管理规范（2010 年修订）〉的通知》（国食药监安〔2011〕101 号），明确提出，从当年 3 月 1 日起，凡新建药品生产企业，新建车间均应符合新版 GMP 要求。现有的无菌药品的生产，应在 2013 年 12 月 31 日前达到新版 GMP 要求；其他类别药品的生产均应在 2015 年 12 月 21 日前达到新版 GMP 要求。截至 2014 年底，新版 GMP 认证无菌药品生产企业通过率 70%，非无菌药品生产企业通过率 60%。通过认证企业生产的品种覆盖《国家基本药物目录》（2012 年版）中的全部无菌药品，覆盖国家医保药品目录中和临床常用药品中无菌药品的 98.7%，总体产能已达 2012 年市场实际需求的 160% 以上，保证了药品市场的稳定供应，使得无菌药品生产标准升级实现了平稳过渡。同时，新版 GMP 参照了世界卫生组织、欧盟等国际标准制定，对提高中国药品生产企业的质量保障能力形成了重大推动。

第三，推行仿制药质量一致性评价。当前，我国药品市场上 95% 以上的是仿制药，且在质量上参差不齐。2013 年 2 月 16 日，CFDA 制定并发布《仿制药质量一致性评价工作方案》（国食药监注〔2013〕34 号），之后起草了技术文件，部署了 75 个品种评价方法和标准的制定任务，目标是到 2015 年全面完成国家基本药物质量一致性评价方法和标准的制定。2015 年 8 月颁布的《国务院关于改革药品医疗器械审评审批制度的意见》（国发〔2015〕44 号）中，明确提出对已经批准上市的仿制药，按与原研药品质量和疗效一致的原则，分期分批进行质量一致性评价，在时间点上明确提出力争 2018 年底前完成国家基本药物口服制剂与参比制剂质量一致性评价的目标。

第四，深化药品审评审批改革，鼓励药物创新。中国药品注册政策源于 1963 年由卫生部、化工部和商务部联合制定的《关于药政管理的若干规定》，之后不断发展演进。2005 年 5 月实施《药品注册管理办法》，总体上对规范药品审评审批起到了积极作用，但也存在一些诸如审查存在漏洞、审批标准过低、权力配置不当等突出问题。针对这些情况，2007 年 7 月发布了新修订的《药品注册管理办法》，确立了从源头上强化药品安全性要求，体现全程管理思想，堵塞漏洞，强化审评、审批责任分工和权力制约，鼓励创新，引导仿制，限制低水平重复申报，提高审批标准总体思路。在这一思路指导下，中国药品注册管理逐渐趋于正常。

2009 年 7 月，国家食药监局发布了《关于做好药品再注册审评工作的通知》，确定了 12 个审查重点，全面启动药品再注册审查审批工作，对督促医药企业完成药品不良反应监测，提高工作标注和要求起到了积极推动，并对国内制药产业优胜劣汰，提高医药产业整体质量有积极作用。2013 年 2 月 22 日，国家食药监局进一步发布《关于深化药品审评审批改革进一步鼓励药物创新的意见》（国食药监注〔2013〕37 号），围绕进一步加快创新药物评审、实行部分仿制药优先评审、加强药物临床试验质量管理、鼓励研制儿童用药等方面提出了明确要求，以提升审评审批效率，鼓励创新药物和具有临床价值仿制药的发展，确保公众用药更加安全。

2015 年 8 月 9 日，国务院下发《国务院关于改革药品医疗器械审评审批制度的意见》（国发〔2015〕44 号），提出了提高审评审批质量、解决注册申请积压、提高仿制药质量、鼓励研究和创新新药、提高审评审批透明度五个目标，并明确提出了包括提高药品审批标准、加快创新药审评审批等在内的 12 项具体任务。意见的实施，将有望解决中国药品注册审批中面临的主要问题。自 2015 年下半年开始，食药监局要求申报企业开展非常严格的临床试验自查，在社会上引起了强烈反响。

第五，推进包括打击假药、进行企业飞检、基药电子监管等其他配套措施。2011 年 12 月，在这些领域，国家食药监局先后于 2011 年 12 月和 2012 年 6 月出台了《关于严厉查处药品生产经营企业制售假药违法犯罪行为的通知》（国食药监电〔2011〕10 号）和《医疗器械生产企业飞行检查工作程序（实行）》（国食药监械〔2012〕153 号）。与此同时，经过持续努力，截至 2012 年 2 月，国家基本药物（2009 年版）全部纳入电子监管，共涉及药品生产企业 2800 多家，药品批准文号约 5.4 万个，为保障基本药物质量安全提供了支撑。

3. 推进兼并重组，提升行业集中度

进入 21 世纪以来，政府有关部门陆续出台了一系列鼓励医药行业兼并重组的政策，以实现优势资源整合，逐步提升行业的集中度。2010 年 10 月，工信部、卫生部、国家食药监局联合制定了《关于加快医药行业结构调整的指导意见》，明确了结构调整目标和措施，重点内容是扶持创新及技术提升、推进并购重组、提升行业集中度。2012 年 1 月，工信部发布的《医药工业"十二五"发展规划》中，也明确提出了"综合运用经济法律手段，抑制低水平重复建设。研究制定符合行业特征的政策措施，加快推进医药企业兼并重组"的具体目标。2015 年 11 月，十二届全国人大常委会第十七次会议表决通过《关于授权国务院在部分地方开展药品上市许可持有人制度试点和有关问题的决定》，授权北京、天津、河北、上海、江苏、浙江、福建、山东、广东、四川等十省市，开展为期三年的药品上市许可持有人制度试点，允许试点省市药品研发机构和科研人员取得药品批准文号，对药品质量承担相应责任。这一试点的推行，将对优化资源配置，抑制低水平重复建设起到积极作用。

4. 不断探索药品价格形成机制

由于药品作为商品具有特殊性，一直以来对药品价格形成机制进行监管都是各国开展药品工作的一个重要领域。20 世纪 80 年代之前，中国对药品价格定价实行了全面管控。进入 20 世纪 80 年代之后，随着经济体制改革中"逐步缩小国家统一定价范围"原则的实施，药品的定价权被逐步放开，到 20 世纪 90 年代中期，除少数药品外，药品的价格被全面放开。在上述背景下，1990 ~ 1997 年，中国的药品价格出现了快速上涨的势头。为了遏制药价虚高，自 1997 开始，国家发改委进行了多次针对各类药品的强制降价，并于 2010 年 3 月调整了《国家发展改革委定价药品目录》，由 2005 年的 1561 种调整为 1917 种。近些年，随着部分品种药品出现短缺等问题的出现，药品价格管制出现了逐步宽松的态势。2014 年 4 月，卫计委等八委部局出台《关于做好常用低价药品供应保障工作的意见》，明确由发展改革委取消低价药品最高零售限价，允许生产经营者在日均费用标准内，自主定价。2015 年 5 月，国务院下发由发展改革委等制定的《推进药品价格改革的意见》，明确提出自 2015 年 6 月 1 日起，除麻醉药品和第一类精神药品外，取消原政府制定的药品价格，探索制定医保支付标准。

综合上述情况，总体来看，中国药品价格形成机制一直在"放"与"管"中反复摸索，迄今尚未形成稳定清晰的管控思路。

5. 整顿宏观环境

除上述努力外，近些年政府有关部门还分别就打击商业贿赂、规范医生行为、完善药品流通秩序等方面入手，进行宏观环境的整顿。针对商业贿赂，2013 年 12 月，卫计委出台《关于建立医药购销领域商业贿赂不良记录的规定》，对列入"黑名单"医药生产经营企业处罚做了具体规定。针对医生行为，2013 年 12 月，卫计委、中医药管理局制定《加强医疗卫生行风建设"九不准"》，明确提出医疗机构和医护人员九项不准实施的行为。针对药品流通秩序，2012 年 11 月，作为首批出台的药品流通行业标准，商务部发布了《药品批发企业物流服务能力评估指标》等 5 个药品流通行业标准，并于 2012 年 12 月 1 日实施。

（二）中国医药产业现状

截至 2014 年底，国家食药监总局批准的药品文号累计 173909 个，包括化学药品 106723 个（占 61.37%），中成药 60671 个（34.89%），生物制品 1891 个（1.09%），进口药品 4624 个（2.66%）。

在生产方面，2014 年医药工业主营业务收入 2.46 万亿元，比 2010 年的 1.2 万亿元翻了一倍，其中，化学药品制剂制造最大，为 6303.7 亿元（占 25.7%），其次为中成药制造 5806.5 亿元（占 23.6%）。进一步分析显示，同 2010 年各子行业比例相比，2014 年化学药品的比例有所下降，中药占比的比例明显上升，生物制药比例小幅上升。其中，化学药品原料药制造降低 2.9 个百分点，化学药品制剂制造降低了 2.7 个百分点，中成药制造上升 3.1 个百分点，中药饮品加工上升 0.8 个百分点，生物药品制造上升 0.8 个百分点。在销售方面，2014 年药品终端市场（销售给最终消费者）规模约为 12520 亿元，其中，医院占 69.0%，基层医疗机构占 8.3%，零售占 22.7%。在出口方面，2014 年，中国医药出口额为 1740.8 亿元，其中化学药品原料药制造比例最高，为 34.8%，其次为医疗仪器设备及器械，占比为 27.3%。

需要注意的是，2010 年后中国医药出口增速出现了明显下降，从 2010 年的 25.8% 下降至 2014 年的 6.6%. 整个"十一五"期间，医药出口交货值符合年均增长率为 20% 以上，而 2010~2014 年，这一数值降为 7.79%。

1. 生产企业总量和分类

从总量上看，无论国家统计局提供的数据，还是中国医药统计年报提供的数据，均显示我国制药企业数量已经超过 7000 家，远超世界主要发达国家制药企业数量。整体而言，近些年中国制药企业数目保持了迅速增长的势头。按照国资委公布的数据，我国制药企业数量从 2000 年 3 月的 2290 个增长至 2015 年 8 月的 7049 个，15 年间几乎翻了两番（见图 6）。

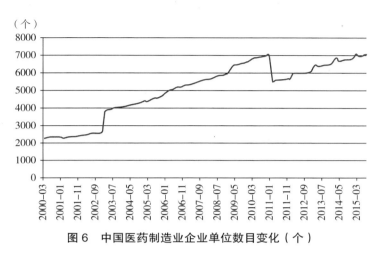

（个）

图 6　中国医药制造业企业单位数目变化（个）

资料来源：国家统计局。

表 2 给出了 2011 年和 2014 年制药企业的具体构成情况。在 2014 年 7511 家制药企业当中，比例最高的中成药制造有 1549 家，占 20.6%，其次为化学药品原料药制造 1249 家，占 16.6%，第三位化学药品制剂制造 1089 家，占 14.5%。

表 2　　　　　　　　　　　制药企业中的不同类型构成

	2010年		2014年	
	企业数（个）	所占比例（%）	企业数（个）	所占比例（%）
化学药品原料药制造	1231	15.8	1249	16.6
化学药品制剂制造	1277	16.4	1089	14.5
中药饮片加工	757	9.7	878	11.7
中成药制造	1514	19.5	1549	20.6
生物药品制造	867	11.1	884	11.8
卫生材料及医药用品制造	677	8.7	666	8.9
医疗仪器设备及器械制造	1296	16.7	1075	14.3
制药机械制造	163	2.1	121	1.6
合计	7782	100.0	7511	100.0

资料来源：中国医药统计年报。

从企业规模看，当前中国大部分制药企业属于小（微）型企业。根据中国医药统计年报提供的数据，2014 年底中国 7511 个制药企业当中，小（微）

型企业 5780 家，在总量中占到了 77.0%。同时，比较 2011 年和 2014 年的企业结构发现，近三年间各类规模的企业所占比例维持在一个相对稳定的状态。就增长变化看，小（微）型企业数量占比增长势头还要略高于中型企业和大型企业。

表 3　　　　　　　　　　　　　制药企业的规模结构

	2011年		2014年	
	企业数（个）	所占比重（%）	企业数（个）	所占比重（%）
大型	246	3.8	294	3.9
中型	1249	19.4	1437	19.1
小（微）型	4945	76.8	5780	77.0
合计	6440	100.0	7511	100.0

注：2011 年后采取了新的企业分型标准。
资料来源：中国医药统计年报。

需要指出的是，在数量众多的制药企业当中，有相当一部分企业处于亏损状态。中国医药行业企业整体亏损数量比例从 2000 年 3 月的 30.44% 下降

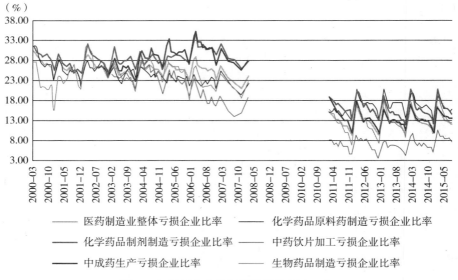

图 7　各类制药企业亏损数量比例（%）

资料来源：国家统计局。

至 2015 年 8 月的 12.30%，整体虽然下降不少，但依然有 1/10 以上的企业处于亏损状态。同时，不同类别的制药企业间也存在差异。总体而言，近些年化学药品原料药制造和制剂制造，以及中成药制药亏损企业比例较高，2015 年 8 月时分别为 15.7%、14.9% 和 13.6%，而中药饮片加工的亏损比例相对较低，2015 年 8 月时为 7.8%。

2. 企业利润率

总体看，医药工业具有较高的销售利润率。2014 年，医药工业行业高达 27.8% 的行业平均销售利润率。与此同时，需要注意的是，2010 ~ 2014 年医药工业利润总额的复合年均增长率为 15.0%，而在 2005 ~ 2009 年期间，这一数值为 31.7%。这一变化，显示着近些年医药行业整体利润率呈现出迅速下降的势头。

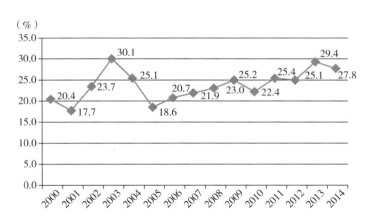

图 8　中国医药工业行业平均销售利润率：2000 ~ 2014 年（%）

资料来源：国资委。

表 4 给出了医药工业各子行业的利润情况。从子行业情况看，2010 ~ 2014 年增速最低的是化学药品原料制造领域，这反映出化学原料药产能过剩，效益低迷的问题比较突出，亟待产品结构调整和转型升级。制药器械增幅最高，是由于大力推进新版 GMP 的结果。同时，需要指出的是，生物药品主营业务收入仅为化学药品原料药的 60%，但其利润额却超过了原料

药，显示出生物制药巨大的发展空间。

表4 医药工业各子行业利润情况

	2010年（亿元）	2014年（亿元）	2005~2009年增速（%）	2010~2014年增速（%）
化学药品原料药制造	236.29	311.82	28.0	7.2
化学药品制剂制造	424.15	733.92	32.9	14.7
中药饮片加工	55.58	105.25	54.0	17.3
中成药制造	309.70	597.93	23.2	17.9
生物药品制造	187.02	321.84	39.1	14.5
卫生材料及医药用品制造	62.31	152.39	43.6	25.1
医疗仪器设备及器械制造	125.25	219.29	38.9	15.0
制药机械	7.05	18.26	20.4	26.8
合计	1407.35	2460.70	31.7	15.0

资料来源：中国医药统计年报。

3. 研发投入比

相对于较高的利润率，中国医药企业研发投入比相对低下。图10给出了2000年，中国医药工业技术投入比率全行业平均值为0.30%，2007年，这一数值超过1%，达到1.60%，到2012年，这一数值增加到3.50%，之后三年一直延续了这一水平（图9）。

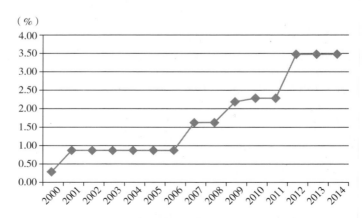

图9 中国医药工业行业技术投入比率（%）

数据来源：国资委。

在整体研发投入相对低下的大背景下，企业间在研发投入上也存在分化。在 2010 年全国研发投入只有 2.30% 的水平下，一些制药企业投入达到了 7% 以上（表 5）。近些年，越来越多的企业开始增加研发投入，在一些生物制药公司，近些年的研发投入比一直保持在了 30% 左右。但总体而言，医药行业的研发投入依然不足。

表 5　　　　　　　　　部分制药企业 2010 年研发投入情况

企业名称	研发投入占比（%）	企业名称	研发投入占比（%）
绿叶制药	7.50	马应龙	4.29
先声制药	7.30	康缘集团	4.19
苏中制药	6.24	神威药业	3.50
东北制药	5.04	河南天方	3.47
人福科技	4.61	天士力	3.44

资料来源：各公司年报。

4. 出口和国际化程度

中国是世界上最大的化学原料药和制剂生产国，也是化学原料药出口大国。2014 年，医药工业累计实现出口交货值 1740.8 亿元。图 10 给出了 2014 年医药工业各子行业出口交货值占比情况。从中可以看出，化学药品原料药占比最高（35%），其次是医疗仪器设备和器械（27%）。

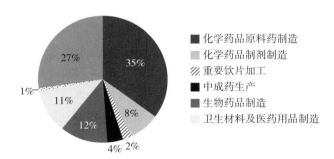

图 10　2014 年医药工业各子行业出口交货值占比情况（%）

资料来源：中国医药统计年报。

近些年，一些优势企业生产质量管理体系实现了与国际标准接轨。到

2012 年底，共有 160 家原料药生产企业的 450 个原料药品种获得国外 GMP 认证，其中 14 个原料药品种获得 WHO 的 GMP 认证，88 个原料药品种获得欧洲药品质量管理局（EDQM）的 GMP 认证，223 个原料药品种获得国际药品认证合作组织（PIC/S）的 GMP 认证；共有 103 家制药企业的 143 个制剂品种获得国外 GMP 认证，其中获得美国 FDA、欧盟、日本厚生省或 WHO 的 GMP 认证的制剂企业达到 40 家左右。但总体而言，中国医药出口依然面临着小、散现象，最大的出口企业的 2014 年出口额只有 5.11 亿美元，排名前 10 的出口企业的出口额比重仅有 6.7%，出口企业的集中度依然很低。

5. 流通和使用

2014 年，中国药品流通企业销售额达到 1.5 万亿元。从总体看，近些年医院市场得到较快增长、药品零售市场份额被大幅度挤压，市场竞争更加激烈。

截至 2012 年底，中国全国有药品批发企业 1.63 万家，药品零售连锁企业 3107 家，下辖门店 15.26 万个；零售单体药店 27.11 万个；零售药店门店总数 42.37 万个。同年，年销售额超过千亿的全国大型医药商业集团 1 家，年销售额超过百亿的企业 10 家，药品批发百强企业年销售额占药品批发市场总额的 64%，药品零售百强企业销售额占零售企业销售总额的 34%，连锁药店占全部药品零售门店的比重为 36%。2013 年，药品流通行业全年销售总额占社会消费品总额的 5.6%，全行业从业人员约为 500 万人。

在药品使用中，医疗机构一直是中国用药市场的主体，2014 年药品终端市场中，医疗机构占比 77.3%。事实上，近些年医疗机构的用药规模一直延续着迅速增长的势头。2007 年，医疗机构用药规模 3157 亿元，2014 年增至 1.1 万亿元，7 年间几乎翻了两番，增加了 252%。

在医疗机构占据药品使用终端主体的前提下，其内部用药结构近些年在发生着变化。图 11 给出了终端药品市场中不同类别医疗机构的占比变化。从中可以看出，长期以来，城市等级医院用药是主体，占据着大约 66% 的份额。与此同时，农村基层医疗机构用药近些年所占份额不断缩小，从 2007 年的 11.24% 缩小至 2014 年的 5.98%，7 年间降低了 5.26 个百分点，而县域等级医院用药所占份额从 2007 年的 15.33% 增加至 2014 年的 20.92%，7 年间增长了 5.59 个百分点。

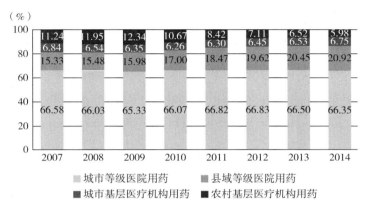

图 11　不同类别医疗机构在终端用药市场中的比例变化（%）

资料来源：根据中国药品零售研究中心数据计算所得。

上述此消彼长的变化，反映出农村地区居民看病越来越集中于县域等级医院这一现象。换言之，近些年居民到基层，尤其是农村基层看病的比例呈现出不断弱化的趋势。

三、当前发展面临的主要问题

经过多年持续努力，中国医药产业发展取得了显著进展，但与此同时也面临着一些亟待解决的问题。对于所面临的主要问题，本部分将对标评价医药产业发展的三个目标分别做出分析，并对关联问题进行阐释。

（一）对标医药产业发展的三个目标

医药产业的发展目标，可以涵盖多个方面，也可以因国家和时期差异而有所不同。在所有目标中，最核心的包括三个：有药可用、用放心药和产业健康发展。

1. 是否"有药可用"

从"有药可用"角度看，中国医药产业具备充分的生产能力，部分领域甚至出现了产能过剩问题。

如前所述，截至 2014 年底，中国的药品生产企业有 7511 个，主营业务收入达到 2.46 万亿元，占 GDP 的 3.87%；国家食品药品监督管理总局批准的药品文号累计 17.3 万个，包括化学药品 10.6 万个，中成药 6 万个，实际在生产的药品品规有 4 万多种。上述生产能力和产品结构，总体能够满足居民的用药需求。

近年来，出现的部分药品供应不足现象，一是部分低价药利润过低、厂家不愿生产造成的药品断供，二是部分治疗罕见病的"孤儿药"，国内厂家因用量少、研发成本高而不愿或没有能力研发。这都不是绝对"无药可用"，而是价格、激励机制不合理等相关因素造成的相对"无药可用"。

需要注意的是，近些年在医药行业内部出现了部分领域产能过剩的问题，这在化学药品原料药制造业尤为突出，前述各领域长期存在的亏损率是其具体体现。经过兼并重组以及清理等措施，各行业的亏损率从 2000 年的 30% 左右相继下降，但直到 2015 年 8 月，化学药品原料药制造、化学药品制剂制造、中成药生产、生物药品制造行业的亏损率依然高达 15.7%、14.9%、13.6% 和 12.6%，同时医药制造业整体也高达 12.3%。这显示着在一些行业，尤其是化学药品原料药制造领域依然存在着比较严重的产能过剩。事实上，当前一些大宗原料药产能利用率只有 50% 左右。

与产能过剩相伴的是低水平重复建设。截至 2015 年 3 月，我国医药市场上的产品 95% 是仿制药，300 家企业以上持有同一批准文号的有 61 个，200 ~ 300 家企业持有同一批准文号的药品有 36 个，100 ~ 200 家企业持有统一批准文号的药品有 122 个[①]。

---

① 资料来源：《中国医药产业发展报告：2010–2015》。

2. 是否能够"用放心药"

从"用放心药"角度看，当前仿制药质量不一、部分无效药依然被大量使用，药品质量成为中国药品市场上面临的主要问题之一。

目前，专利药、原研药质量总体较高，但在市场中所占份额很低。与此同时，占市场主体的仿制药质量近年来虽整体有所提高，但形势依然不容乐观。目前存在的主要问题是，因缺乏严格统一标准，仿制药质量差别较大，有些仿制药质量不高、疗效欠佳，少数质量低劣。同时，部分药品没有实质疗效或无法证明疗效甚至可能有潜在危害（如业内反映的部分中药注射剂），仍在被大量使用。此外，假药、过期药在市场上还没有完全杜绝。

此外，对于近些年开发的新药和原研药的实际疗效，尚无法做出准确判定。换言之，从药物经济学视角，对药品使用和价格确定之间的合理确定机制还没有建立。

上述问题反映出，从是否达到"用放心药"这一目标判断，我国医药产业发展总体还面临着很大问题。

3. 医药产业是否在"健康发展"

整体而言，中国的医药产业大而不强，企业多、小、散、乱，低水平重复竞争严重，市场集中度低，创新能力严重不足。

2014 年末，中国 7511 家制药企业的主营业务收入为 2.46 万亿元，而 2013 年全球排名前十的跨国制药企业仅处方药销售收入就达到 3284 亿美元，约合人民币 2 万多亿元。造成这一结果的直接原因，是中国医药产业中大型和中型企业比例过低。如前所述，当前中国药品生产企业中以小（微）型企业为主，截至 2014 年末，这一规模企业占总量的 77.0%，且近些年有进一步增加趋势。

产业以小微企业为主带来的另一个问题是市场集中度低下。2010 年，中国医药工业销售收入前 100 位的企业占全行业销售收入的比重为 33.4%，2013 年这一数据降至 30%，出现了进一步下降势头。与此相对，2013 年全球前十位药品企业市场份额为 39.6%。

当前，大部分制药企业没有自己的优势产品，低水平重复竞争问题严重。同一种药品，经常有几十家甚至上百家企业在生产。国家食药监总局药品审评中心的数据显示，截至 2015 年 2 月，积压的化学药品仿制药申请达 9046 件，其中 8 个品种（活性成分）重复申请超过 100 件以上，112 个品种（活性成分）重复申请在 20 ~ 99 件。

与此同时，虽然医药产业具有较高的销售利润率（2014 年全行业平均销售利润率 27.8%），但研发投入低下，整体创新能力较弱。截至 2014 年，中国医药产业全行业技术投入比率只有 3.5%，而跨国企业这一比例普遍在 15% ~ 20%，甚至更高。受这一因素制约，中国内资药企所生产药品的 97% 为仿制药，大量所谓的"新药"，只是改换规格、剂型或给药途径，原始创新能力严重不足。截至 2014 年，内资药企通过欧美质量体系认证的只占 1% 左右，同时药品出口中依然以化学药品原料药为主，国际竞争力严重不足。

（二）影响医药产业发展的关联问题

除制药企业本身的行为外，中国医药产业的发展还受到了医疗服务系统、流通领域以及宏观因素等一些关联性问题的影响。

1. 医疗服务体系

如前所述，当前中国用药终端市场的主体是医疗卫生系统。在当前的经营模式和管理体系下，医疗卫生系统和医生具有较强的逐利动机。基于用药主导权，医疗服务系统在利益分成中处于强势地位，可以通过加成、让利、回扣等方式，获得药品利润中的很大部分（业内普遍认为有 40% 甚至更高），这一比例远高于国际其他同水平国家的份额（见表 6）。

表 6　　　　　　　　　　　部分国家的药品价格构成（%）

	巴西	印度	印尼	荷兰	俄罗斯	南非
Net ex-mnf price （出厂价格）	34	67	46	64	56	57
Import tariff & charges （关税）	4	4	3	0	6	0

续表

	巴西	印度	印尼	荷兰	俄罗斯	南非
Distribution margin （流通加价）	4	9	17	2	9	6
Retailer margin （零售加价）	38	15	19	28	20	29
Taxes （税收）	20	5	14	6	9	9
End User Price （最终价格）	100	100	100	100	100	100

资料来源：IMS Health （2014），Understanding the Pharmaceutical value Chain, November 2014。

医药卫生服务系统一方面挤压了医药产业的利润。与此同时，尽管药品企业通过各种手段给医疗服务系统"让利"，但仍无法获得稳定的货源承诺和用量保障，时常面临回款周期长等问题的困扰。

医疗服务系统的上述行为，不仅挤占了药品生产企业的利润，还导致了医药销售竞争出现"重价格、轻质量"行为，带来了价格战或虚高标价等问题，造成"劣币驱逐良币"结果的出现。具体而言，由于医疗机构和医生的逐利行为，医药产业在销售中的竞争，并非基于质量基础上的竞争，而是以公关为基础的竞争，这导致企业在生产中不重视质量，转向低成本竞争。

2. 流通领域

从药品流通看，当前中国药品市场高度分散，总体上呈现"多对多"的供求模式。7000 多家药品生产企业，需要面对 30 多个省级采购区域，以及包括 2.5 万家医疗机构和数万家药店在内的实际采购主体。由于大多数药品生产企业规模都比较小，无法逐省投标，更没有能力直接面对数万家采购主体，只能依赖流通企业进行交易。

由于市场供求高度分散，流通领域集中度也非常低。目前全国共有 1.6 万家药品流通企业，业态复杂。有的面向全国，有的面向大区或特定省份，还有的面向少数医院，地方割据色彩浓厚、关系网错综复杂。很多时候，即使一些面向全国市场的大型企业，在某些地市级或者特定医院，也需要依托当地企业或网络才能占有市场。

流通企业的高度分散和复杂业态，造成交易环节多、链条长、秩序乱、成本高。药品从生产厂家到医院药房之间，普遍是多层代理的销售模式，特别是一些中小企业生产的药品，只能采取底价包销的方式，经过不同流通企业多次倒手、层层加价。过多的环节，造成流通秩序混乱。当前，中国医药代表数量与医生数量之比已经到了相当惊人的地步，发达国家医药代表与医生的比例大致为 1 ：30 ~ 50，中国则达到了 1 ：1 ~ 2。

在这一背景下，生产企业要扩大市场份额，必须高度依赖流通企业，给流通企业留出足够利润空间用于各个环节"公关"。为了控制交易成本，尽管各省都规定应由生产厂家来投标，但事实上很多生产企业无法逐省参与投标，而是由流通企业以生产企业名义参与投标、竞标。

在上述综合因素作用下，流通领域中的乱象，不仅挤压了药品生产企业的利润，也带来了药品企业生产行为的扭曲。

3. 宏观环境

除医疗服务系统和流通领域中的问题外，药品产业的发展还受到了其他一些宏观因素的影响。当前，在药品生产中，区域性特点突出，各省都有较大的药品生产企业，一个企业的销售范围一般限定在一个省份或一片区域之内，地方保护色彩浓厚。

同时，药品审批历史遗留问题多，监管能力弱，一些关键性技术手段缺失。在药品审批方面，受历史遗留问题影响，批文过多、过乱，目前尚未形成有效的退出机制。同时，受能力不足、社会舆论压力大等因素影响，近年来药品审批减速，企业反映总体审批周期过长。在监管方面，目前主要是通过 GMP 认证等手段对企业基本生产能力进行事前监管，但对原辅料质量、生产过程、产品质量、不良反应等事中、事后监管不足。相比发达市场经济国家，对药品的生物等效性评价等能力薄弱，造成药品质量整体参差不齐。

此外，产品制药名称、品规过于混乱，文号繁多。相比国际上有一致用药规矩的做法，目前中国则大量存在着同一药品改变不同用药方式的行为，目的为了形成独占局面。与此同时，当前的不同分类和叫法导致标准混乱，如用药、产品、专利药、原研药等同时并存，同时有些仿制药还可以被算做新药。在中药、中药制剂等领域，也存在类似问题。

综上所述，无论医药产业本身，还是相关联的问题，都存在着诸多制约着医药产业发展的因素。这些问题涉及面众多且错综复杂，既涉及医药行业本身的体制机制，也涉及医疗服务系统、流通领域的改革，需要在"十三五"和未来很长一段时期内统筹考虑，进行全方位改革。

四、提升中国医药产业发展和创新能力的政策建议

2016 年 3 月 4 日，国务院办公厅颁布了《关于促进医药产业健康发展的指导意见》，提出了到 2020 年要实现的主要目标[1]，并全面阐述了需要推进的相关领域改革[2]。该意见的提出，为中国未来医药产业发展提供了全方位的指引。结合本研究分析，我们认为，该意见所提目标是否能够实现，医药产业相关改革是否能够成功，关键取决于一些重点问题是否能够取得突破。具体而言，要克服医药行业当前存在的主要问题，实现有药可用和用放心药，提升中国医药产业发展和创新能力，推动整个产业在中长期的持续健康发展，需要在遵循以下基本原则的基础上实现两个目标，并要抓住关键问题，尽快实施重点领域的改革。

（一）基本原则和具体目标

未来中国医药产业的发展，需要遵循的基本原则是：坚持"医疗、医保、医药"三医联动，从更广阔的视角解决医药产业健康发展问题。在实际工作中，需要实现两个目标。第一个目标，在近期，需要在确保"有药可用"基础上，提升现有药品质量，尤其是仿制药质量，实现"用放心药"；第二个目标，

---

① 主要目标包括：到 2020 年，医药产业创新能力明显提高，供应保障能力显著增强，90% 以上重大专利到期药物实现仿制上市，临床短缺用药供应紧张状况有效缓解；产业绿色发展、安全高效、质量管理水平明显提升；产业组织结构进一步优化，体制机制逐步完善，市场环境显著改善；医药产业规模进一步扩大，主营业务收入年均增速高于 10%，工业增加值增速持续位居各工业行业前列。

② 详情请参照《国务院办公厅关于促进医药产业健康发展大的指导意见》，2016 年 3 月 4 日。

在中长期，需要提高医药产业创新能力，逐步提升产业竞争力，实现"医药产业持续健康发展"。

（二）重点领域改革

医药产业涉及药品的生产、流通和使用三个环节，在各个环节，均需要针对突出问题，采取可具操作性的对策措施。

1. 生产领域

生产是医药行业发展的基础，也是深化医药改革的重点。这方面的改革方向，应以推优淘劣为核心，加大对优质生产企业的保护和支持，同时限制淘汰技术水平低劣的企业生产，重点对策包括以下三个方面。

一是提升药品尤其是仿制药质量。以贯彻 2015 年 44 号文要求为契机，坚定不移地进行仿制药与原研药为标杆进行一致性评价，尽快解决当前药品生产中仿制药标准质量参差不齐的问题。现有剂型、规格与专利药或国际公认的参比药品不一致的，要补充完善有效性数据，不能以有效来证明改动合理性的不予再注册。同时，建立药品生产退出机制，全面清理现有药品批文，对于实际没有生产的药品限期退出，对于医保支付额度高、临床用量大的药品，强化药物经济学评价，进一步确定疗效，无法确证的逐步予以淘汰。

在这一过程中，需要更好地发挥医药生产企业行业组织作用，鼓励出台高于国家标准的优质企业联盟标准，促进行业整体质量标准的提升。此外，政府有关部门还需要在两个方面加大工作力度。一方面要加大审评审批相关改革，通过引入更多的专业化服务团队，严格评审标准，对于低质量重复申请加大处罚力度；另一方面要完善药品不良反应监测报告发布体系，确保各个环节发生的药品不良反应能够及时准确地为相关监管部门所掌握，并能即时向公众发布，形成部门和公众的双渠道监督机制。

二是鼓励创新。首先，对于新药认定和审批要坚持从严原则，严格界定新药标准，对于没有取得实质性突破的药品申请坚决给予否决。其次，在药品招标采购环节要突出药物经济学评价，建立包含药效和价格在内的双支柱评价体系，杜绝"唯低价是取"的行为。第三，要整合政府既有项目，加大对重要领域药品生产研发的支持力度，制定强化知识产权保护的具体措施，综合运用税收和金融支持措施，强化对企业创新行为的激励，加大对侵权行为的处罚。第四，探讨不同主体间的有效合作模式，落实企业的创新主体责任，同时加大对科研机构相关成果转化的支持，推进政产学研用的深度结合。第五，坚持基于国情的创新，不贪大求新、盲目攀比，要密切结合中国国情（人口特征、疾病谱变化等），将创新重点放在对中国人群健康威胁最大的领域中。此外，在创新过程中，对于中药发展，要总结既有的经验教训，探索更加适宜的发展道路。

三是推进兼并重组，提高产业集中度。针对目前药品制造企业存在的多、小、散、乱现状，需要从多个方面构建有效措施，提升产业集中度。具体手段包括：首先，通过实行更为严格的 GMP 标准、环保标准及企业社会责任标准，完善全生命周期和全产业链质量管理体系，实行全员、全过程、全方位质量管理，健全药品安全追溯体系，对问题企业和落后产能进行淘汰。其次，要加快改革药品批文转移政策，加快推进上市许可持有人制度改革试点，允许药品生产企业兼并重组后药品批文可在集团内部跨地区转移，统一使用，为企业兼并重组，做大做强消除地区壁垒。第三，鼓励以行业龙头企业为主，联合产品和技术相近的创新型企业、科研院所等单位，采取灵活合作形式，组建产业联盟或联合体，加强生产要素整合，形成大中小企业分工合作的有效架构，提升生产集约化水平，强化产品研发、市场营销和品牌建设。第四，在推进兼并重组时，要更多利用市场力量，坚持以企业为主体进行推进，避免行政手段进行"拉郎配"，确保兼并重组后的企业获得更好发展。

2. 流通领域

流通领域当前存在的零售企业多、小、散等问题，对药品生产和销售也形成了严重制约。这方面的重点改革，涵盖三个方面。一是推动大型药品生产企业借助邮政、快递企业的寄送网络优势，建设遍及城乡的药品流通配送网络。二是按照新版药品经营质量管理规范（GSP）要求，推动优势零售企业开展连锁经营，统一采购配送、质量管理、服务规范、信息管理和品牌标识，提高连锁药店规范化、规模化经营水平。第三，完善企业物流信息系统，以政府为主体强化药品电子监管码管理，实现药监、质检、税务部门之间信息共享互通，构建全国药品信息追踪平台，向社会公开药品从生产到使用全过程的价格、用量、质量、流通等信息，接受公众监督，建立信息共享和反馈追溯机制。

3. 使用领域

药品的终端使用构成了药品生产最为重要的制约，对药品的研发和生产产生了直接影响。针对目前药品使用以医院为主体的这一现状，需要从改善医疗服务机构和医护人员行为入手，出台重点改革措施。这方面的相关改革，涵盖四个方面。一是加快公立医院补偿机制改革，建立更为合理的考核奖惩制度，从根本上消除医疗机构和医生从药品使用中获利的动机。二是消除医疗机构对处方药贩卖的垄断，要求医疗机构按照药品通用名开具处方，主动向患者提供处方，允许患者持医院处方自由选择有资质的药店购药，同时对这些药店强化监管，对药店同医院之间存在利益输送的情况进行严厉惩处。三是推进各类所有制医疗机构设备共享，确保医疗机构间检查结果互认，减少重复检查和重复用药。四是完善社会力量举办医疗机构的发展环境，扩大患者选择权，在市场准入、社会保险定点、职称评定、等级评审等方面给予同公立医疗机构同等对待，同时要强化监管，确保各类医疗机构和医护人员行为受到同等水平的监督和管理。

分报告二
对我国公立医院药品集中采购的分析与建议

　　我国自 2000 年开始全面实施的公立医院药品集中采购一直存在争议和诸多矛盾。随着医药卫生体制改革的推进，药品采购也将进入一个新的变革时期。本报告将结合药品流通体制的变化，回顾和分析我国自 20 世纪 50 年代以来公立医院的药品采购制度，介绍药品采购的国际经验，最后提出近期和中长期改革建议。

一、药品流通及公立医院药品采购制度的演变

　　自 20 世纪 50 年代以来，我国药品流通及公立医院药品采购制度的演变经历了三个大的时期，即三级批发时期（20 世纪 50 年代～ 80 年代中期）、自主采购时期（20 世纪 80 年代中期～ 90 年代末）和集中采购时期（21 世纪初至今）（表 1）。

表 1　　　　　　　　药品采购三个时期的基本特征

	三级批发时期	自主采购时期	集中采购时期
药品生产流通特征	国营企业主导，企业数量不是很多，计划管理	企业所有制形式多样化，企业数量大幅增加，完全市场调节	基本同自主采购时期
公立医院运行特征	全额管理、差额补助；医务人员的工资待遇统一由国家发放；开始实施15%药品加成	实行财务包干，政府对医疗机构实行定额投入，超支不补，节余留用；允许医院创收，且业务收入可以与职工收入挂钩；政策上药品加成率仍是15%，实际加成率远超这一比例	基本同自主采购时期

续表

	三级批发时期	自主采购时期	集中采购时期
采购方式	三级批发，按行政区域层层调拨，县域内仅存在唯一供应主体	全国范围内开放式经营，企业自由选择需求方进行销售，医院自由选择供应方进行采购	政府组织招标确定供应方，医院通过限定渠道采购
采购方式优缺点	优点：采购渠道清晰、规范 缺点：流通周转时间较长	优点：流通周转时间较短，供应及时 缺点：采购秩序混乱，腐败高发	优点：采购秩序得到一定规范 缺点：药品供应效率受到一定影响

资料来源：作者归纳。

（一）三级批发时期（20 世纪 50 年代 ~ 80 年代中期）

20 世纪 50 年代，我国通过对私营企业的公有化改造并新建一批企业，建立起了以国营企业为主体的药品生产、流通体系，同时也形成了以公立医院为主体的医疗服务体系。在药品流通领域，我国建立了三级批发体系，其中包括 5 个中央一级医药采购供应站，1000 多个地市或省级二级医药采购批发站和 3000 多个县医药公司。形成了一种"统一规划，一、二、三级批发层层下达指标，层层调拨"的国有药品流通体系。在三级批发体制下，医院只要根据用药需求申请调拨，和区域内唯一的医药公司进行结算，并不存在真正的采购。医疗机构的用药都来自于国营医药公司，流通渠道简单，产品流向清楚。从 20 世纪 50 年代起，为了解决对公立医院的财政投入不足，国家就允许医院在药品购进价基础上加价 15% 销售给患者。但当时公立医院实行严格的"全额管理、差额补助"的预算管理体制，医院的收入、服务价格、进药渠道以及人员编制都纳入了卫生行政部门的管理之中。医务人员的工资统一由国家发放，医院的业务收入用于经常费开支和补充部分器材设备，剩余的全部上缴国家。医院严格的预算管理，加上国营医药公司是唯一的药品供应渠道，以及药品供应的相对短缺，医药购销领域并没有发生不规范的行为。但这一体制下的药品采购也存在一些缺点，如由于必须依次经过一、二、三级批发渠道，药品流通周转时间较长，供货不够及时。

（二）自主采购时期（20 世纪 80 年代中期～90 年代末）

改革开放以后，按行政级别设置的三级药品批发模式被打破了。原来固定的供应区划、固定的批发层级的经营模式，转变为开放式经营、择优选购的经营方式。药品生产企业可不经过上级批发站，而直接将药品销往下一级批发站、医药公司或直接销向医院和药店。药品流通企业也像生产企业一样，获得了较大自主权。同时，从 20 世纪 80 年代初开始，国家允许非公有经济成分进入药品流通领域。1984 年，国家医药管理局等四部委联合发出的《关于城乡集体和个体开业经营医药商品的意见》规定，允许城乡集体和个体企业，经营医疗常用药和卫生材料。在财政包干体制下，放权让利和市场化改革并没有割断政府与企业的联系。加入 WTO 前，中国国有及国有控股医药批发企业的商业销售额比重高达 90% 以上，但是药品流通领域的秩序却极为混乱。国家名义上对药品批发实行管制，但是在"放权让利"过程中，原来统一的三级批发系统肢解为数千个医药批发企业，隶属于不同层级的地方政府。这种企业经济利益与地方政府利益的结合，不仅使政府管制形同虚设，而且必然产生逆向淘汰机制。结果是药品批发企业的数量越来越多，经营规模越来越小。1990 年初全国从事医药批发的企业达到了 33857 家，比 20 世纪 80 年代初增加了 14 倍[①]。

作为药品流通终端的医疗机构，其运行机制在 20 世纪 80 年代以后也发生了较大变化。1981 年，为了减轻政府投入负担，政府对公立医院实行了 30 年的"全额管理、差额补助"的医院财务管理办法改为"全额管理、定额补助、节余留用"的新办法。从 1989 年开始，则全面实施了财务包干制度，政府对医疗机构实行定额投入，超支不补，节余留用，政府不再对医疗机构的盈亏负责。同时，允许医院通过各种形式的服务赚取更多的收入，且服务收入可以与职工收入和福利挂钩。这种改革使得公立医院全面走向趋利。

上游流通体制的变化，加上公立医院的运行机制变化，导致公立医院的

---

① 转引自葛延风、贡森等著：《中国医改：问题·根源·出路》，中国发展出版社 2007 年版。

药品采购也发生了很大变化。20世纪80年代以后，随着三级批发体系被打破，医疗机构可以从全国任意一家药品批发企业采购药品。在医药生产企业过度竞争和医疗机构趋利的背景下，流通体制的变化导致了医疗机构药品采购的失序，采购过程中腐败频发；医院将药品加成政策作为牟利工具，推动了药品价格快速上涨。到20世纪90年代中期，上述问题愈演愈烈，同时还出现了一些影响恶劣的假药事件。正是在这样一个背景下，我国开始了在市场经济条件下重新使药品采购相对集中化的探索。

（三）集中采购时期（21世纪初～至今）

我国自2000年开始正式在全国推行药品集中招标采购，但地方探索从20世纪90年代中期就已经开始了。从那个时候算起至今，药品集中采购制度经历了3个阶段的演变，分别是地方自发探索阶段（20世纪90年代中期～90年代末）、全国推行药品集中招标采购（2000～2004年）阶段和政府主导、以省为单位的网上集中采购阶段（2005年～至今）（表2）。

表2　　　　　　　　　药品集中采购3个阶段的基本特征

	地方自发探索阶段	以地（市）为单位的集中招标采购阶段	政府主导、以省为单位的网上集中采购阶段
采购方式	定点采购、进场公开采购等	招标采购	招标、谈判、挂网直接采购等多种形式
组织层级	地方探索，各地不一	地（市）	省
执行机构	政府下属机构	中介机构	政府下属机构

资料来源：作者归纳。

1. 地方自发探索阶段（20世纪90年代中期～90年代末）

从1993年开始，一些地方就开展了药品集中采购探索。如河南在省卫生厅直属的21家医疗机构开展了限定从若干家药品批发企业采购药品的"定点采购"试点，上海市浦东新区尝试了要求所有医疗机构在浦东新区医疗机构药品采购信息中心公开集中交易的"进场公开采购"，此后，其他省份也开展了类似探索。这些探索是在当时药品生产流通比较混乱、假劣药泛滥的情况下，为了保证药品质量，降低药品采购成本，规范或限定采购渠道并提高采购的公开和透明度而进行的努力。与后来全国推开的集中招标采购不同的是，河南、上海等地的探索只招标药品批发企业（而且上海并不是严格意义上的招标），而不是招标药品。

2. 全国推行药品集中招标采购阶段（2000 ~ 2004 年）

20 世纪 90 年代末，地方探索引起了当时的卫生部和国务院体改办的关注，希望在全国推行药品集中采购。随着《招投标法》的通过实施，有关部门倾向于药品集中采购采取招投标方式。2000 年全国正式推行药品集中招标采购，要求所有公立医疗机构都参加，逐步形成了以地（市）为单位、委托中介机构组织实施的工作模式。在施行过程中出现了不少问题和矛盾，包括组织层级低导致医药企业应接不暇，中介机构操作不规范等。

3. 政府主导、以省为单位的网上集中采购阶段（2005 年~至今）

针对上一阶段药品招标采购中出现的问题，2005 年以后，国家将采购组织层级提高到了省级，并放弃了由中介机构具体组织的模式，改由政府直接建立采购平台、由政府直属机构（多隶属卫生行政部门）直接组织，形成了政府主导、以省为单位的网上集中采购。在 2009 年基本药物制度建立以后，基本药物与非基本药物分开组织采购。2015 年，国办发布《关于完善公立医院药品集中采购工作的指导意见》，对药品集中采购进行了进一步的改革完善。组织方式明确为实行分类采购，招标采购只针对临床用量大、采购金额高、多家企业生产的基本药物和非专利药品，正式引入了谈判采购方式（参见表 3），基本药物和非基本药物也合并统一组织采购。

二、当前的药品集中采购制度和政策

（一）主导制度模式

当前公立医院药品采购的主导制度模式于 2005 年确立并在 2015 年做了

改进，称为政府主导的、以省为单位的、分类的集中采购。与2005年确立的制度相比，2015年主要是在具体采购方式上进行了完善，制度框架和组织模式并没有发生大的变化，仍然坚持以省（区、市）为单位的网上药品集中采购方向，主要区别是明确实施分类采购（参见表3），并将原来只用于基本药物招标的"双信封制"推广到所有药物的招标中。

表3   分类采购具体方式

药物类别	采购方式	备注
临床用量大、采购金额高、多家企业生产的基本药物和非专利药品	公开招标（双信封制）	医院作为采购主体，按中标价格带量采购 允许公立医院改革试点城市以市为单位在省级药品集中采购平台上自行采购
部分专利药品、独家生产药品	谈判采购	
妇儿专科非专利药品、急（抢）救药品、基础输液、临床用量小的药品	挂网直接采购	
临床必需、用量小、市场供应短缺的药品	国家招标定点生产、议价采购	
麻醉药品、精神药品、防治传染病和寄生虫病的免费用药、国家免疫规划疫苗、计划生育药品及中药饮片	按国家现行规定采购	

资料来源：国务院办公厅《关于完善公立医院药品集中采购工作的指导意见》，http://www.gov.cn/zhengce/content/2015-02/28/content_9502.htm。

从2015年的新一轮采购起，政策允许公立医院改革试点城市以市为单位在省级药品集中采购平台上自行采购。

（二）个别地区的特殊制度模式

在实施药品集中采购的十多年中，一直存在不同于主导制度模式的地方实践。例如，四川省从2004年开始探索实施以省为单位、政府主导的集中采购，不同于当时以地市为单位、以中介机构为依托的主导模式。后来四川的这一模式被国家采纳后推广到了全国。当前国家也"鼓励地方结合实际探索创新"[①]，个别地区实施了不同于主导模式的特殊制度，主要包括重庆的药交所模式、广东的药品交易中心模式等。

1. 重庆药交所模式

重庆市于 2010 年建立了药品交易所，改变了原来集中采购的模式。凡是符合国家规定资质的药企，只要认可入市价（目前采用全国药品集中招标采购的平均价），都可以在重庆药品交易平台上直接挂网销售，不需要再通过招标竞价等环节；医院[②]可以在交易平台上自行选择企业并议价、购买，但医院选定某一厂家品种后 1 年内不能更换；交易双方成交后在网上支付。这种模式的好处包括：医院与企业之间交易自由；企业可以随时进入平台进行销售，不受招标周期的限制；平台能够采集包括支付在内的全流程采购信息。由于在入市价基础上不再集中竞价以及重庆市的药品市场份额较小等原因，重庆市这一采购模式的降价效果不如部分省市明显，但低于全国平均价。这一模式的潜在好处在于，由于实现了网上支付，平台上的药品交易信息很大程度上是真实的，这为政府掌握药品市场的整体状况，为今后完善制度、加强监管提供了强有力的支撑。

2. 广东药品交易中心模式

在借鉴重庆市药交所模式的基础上，广东省于 2013 年建立了药品交易中心，改革了药品集中采购模式。基本做法是，企业在同意入市价前提下按质量分层进行网上竞价，交易平台按品规汇总进行团购，或医院自主联合进行团购（平台按联合体汇总），同时也实现了网上支付。与重庆药交所不同的是，广东省在制订入市价基础上，仍然进行网上竞价，与全国主导的药品集中采购模式更为接近。但它又有一项创新，就是平台提供按品规或按医院联合体汇总的团购服务，并与竞价相结合，实现量价挂钩。此外，交易平台还为交易各方提供贷款等衍生服务。

---

① 参见国务院办公厅《关于完善公立医院药品集中采购工作的指导意见》（2015 年）。
② 目前仅限于重庆市所属医院，有个别外省医院加入。

三、药品集中采购的成效、问题及其原因分析

（一）取得的成效

我国自 2000 年以来的药品集中采购，是在政府强力推动下实施的。公立医院没有积极性，医药企业更是不断指责甚至要求终止这项政策。客观地看，我国药品采购的组织方式确实不同于很多国家，但需要结合我国药品生产流通和医疗卫生服务体系的特殊状况来审视，强力推动药品集中采购是没有办法的办法。从十多年的实施结果来看，尽管药品集中采购仍存在不少问题，但其取得的总体成效值得肯定，主要体现在以下几个方面。

1. 一定程度上规范了公立医院的购药行为，遏制了药品采购腐败的高发

2000 年前后，国家推行药品集中采购的最初目的是规范公立医院的药品采购、遏制采购过程中的腐败，之后政策目标才逐渐扩展到降低药品价格、减轻群众医药费用负担等。从实际结果看，由于通过招标等方式限定了采购渠道，实施网上交易和网上监控，药品集中采购在一定程度上规范了公立医院的购药行为，遏制了药品采购过程中腐败的高发。但是，受多重因素影响，药品集中采购并未完全杜绝网下交易特别是网下折扣、回扣的发生。

2. 对发现和降低药品价格发挥了一定作用

在实施药品集中采购之前，我国规制药品价格的唯一措施是制订最高零售价。制订药品零售价的主要依据是药企自报的生产成本，药企都倾向于高报，导致制订的最高零售价基本都偏高。药品集中采购的实施强化了医药企业之间的竞争，总体上促进了药品价格的下降；各地在制订药品集中采购门槛价时，普遍参考其他省份之前的中标价，也有利于进一步降低药品价格。2015 年国家决定取消药品的政府定价，转为制订医保支付标准来调控药品价格，药品集中采购的中标价/采购价为其提供了重要参考。

3. 在一定程度上促进了药品流通行业的整合

在药品集中采购的实施过程中，对配送企业提出了资质要求，从而在一定程度上促进了医药生产流通行业的整合。特别是利润薄、附加值低的药品，其配送逐步集中到大型流通企业。

4. 促进了医药流通领域的信息化，为加强监测和监管创造了条件

药品集中采购的实施，客观上需要处理大量药品数据，对药品流通、交易的信息化提出了更高要求，从而加速了医药流通领域的信息化。当前，所有省份都利用互联网开展药品集中采购，国家药品供应保障综合管理信息平台也在 2015 年正式建立。作为药品电子交易的一个副产品，医疗机构、生产企业和经营企业内部的信息管理系统得以迅速建立和完善，这也为政府加强药品流通、使用的监测和监管创造了条件。

（二）存在的突出问题及原因分析

在当前的药品集中采购中，与其核心目标以及制度要件相关的突出问题可归纳为以下几个方面。在指出问题的同时，下文也对原因进行剖析。

1. 对药品集中采购被赋予了过多功能

2000 年最初实施药品集中采购的政策目标是"规范医疗机构购药行为"，之后则从这项单一目标逐步扩展为"整顿药品流通秩序、规范药品价格、纠正医药购销的不正之风、降低群众医药费用负担、破除以药补医机制"等多重目标，对药品集中采购能够发挥的作用寄望过高。其中整顿药品流通秩序、破除以药养医机制等与其说是药品采购需要发挥的功能，不如说是药品采购正常实施的条件。另外，各地在实践中过分强调通过药品采购"降低药品价格"、"减轻患者医药费用负担"，并采用行政手段干预，带来了不少负面后果，而且最终受制于其他因素，也未能真正实现。造成这种状况的主要原因在于，相对于药品生产、流通领域等涉及复杂利益关系环节的改革，药品集中采购相对容易推进，加上纠风部门的强势介入，于是药品集中采购成为一个重要

"抓手"。

2. 中标药品尤其是部分独家产品价格总体仍然偏高，同时存在部分仿制药价格被压得过低的情况

虽然从部分地区发布的统计数据来看，集中招标采购对降低药品价格发挥了一定作用，但是中标药品的价格总体仍然偏高，特别是部分独家产品。难以通过药品集中采购切实降低药品价格的原因主要包括四个方面：一是参与主体激励不顺，药品固定比例加成是医疗机构创收的重要来源，高价药使医疗机构获利更多，因此作为最终采购方的医疗机构没有降低药品价格的积极性；二是药品品规过多，医药企业可以通过变换品规等方式规避招标的价格竞争；三是在药品集中采购中，部分医药企业通过串标等方式抬高中标价格；四是专利药等独家品种没有建立起有效的价格谈判机制。

与此同时，也存在部分仿制药价格被压得过低的情况。主要原因是医药企业多、小、散，产品同质性强，恶性竞争，为了挤入并占领市场，甚至不惜以成本价或低于成本价的价格竞标，一旦中标后为了保证利润只能牺牲药品质量。例如，2011 年媒体揭露蜀中制药集团为了降低成本以中标，涉嫌用苹果皮为原料生产板蓝根。

3. 中标仿制药质量参差不齐，伪劣药品仍然存在

虽然集中招标采购对药品进行了筛选，但是中标的仿制药质量差别仍然很大，甚至存在伪劣药品。主要原因有以下几个方面：一是审批把关不严，仿制药审批标准长期以已有仿制药而不是原研药为参比制剂，导致仿制药质量越仿越差；二是药品集中采购中没能建立有效的质量分层体系，且唯价是取的倾向仍然比较严重，在一定程度上导致企业偷工减料；三是同一种剂型、同一种规格的药品中标企业太多，多的能达到 10 多种，难以真正择优。

4. 量价不挂钩

在当前我国的省级药品集中采购中，发布药品集中采购公告的时候，并不告知采购量。企业是在没有任何采购量承诺的时候进行报价和竞价的，因

此最终形成的中标价也是没有考虑采购量因素的，也就是量价不挂钩。这种状况既有可能导致价格偏高，也有可能导致价格偏低。造成量价难以挂钩的原因主要有两方面：一是医院没有参与积极性，不报采购量，集中采购机构也难以约束；二是同一种剂型、同一种规格的药品中标企业太多，即使有总的采购量，对单个企业也没有意义，导致招标成了限价，进医院需要二次"公关"（包括二次议价），也难以实现量价挂钩。

5. 招生产企业、两票制等没有很好落实，流通环节过多问题没有得到解决

国家要求药品集中采购只允许药品生产企业投标，部分地区也要求实行两票制，但并没有得到很好落实。主要原因包括两方面：一是生产企业过多且存在大量小企业，而且市场分割、地方保护严重，导致对流通渠道的依赖度较高；二是医院是药品销售的主要终端，比较强势且通过药品谋利，在中标品种过多的情况下，流通渠道还须承担重要的"公关"功能，进一步增强了生产企业对流通环节的依赖。

6. 药品集中采购的组织方式和程序仍不够规范，行政干预过强、地方保护问题突出

在药品集中采购过程中，不少地方政府采用行政命令方式强制要求企业降价，并在经济技术标的制定中加入了具有明显地方保护的条款，保护当地医药企业。造成这些现象的主要原因包括以下两个方面：一是各地将医药产业作为重要经济增长点和税收来源，同时法治观念较为薄弱；二是中央有关部门对医药市场秩序的监管不到位，没有有效制止地方政府的违法违规行为。

四、药品采购的国际实践及启示

药品采购是各国药品体系必然涉及的一个组成部分。各国药品采购的具体方式各异，但也有一些共同特征。本部分主要介绍部分发达国家的药品采

购实践及其启示。

（一）基本做法

1. 大多数发达国家政府对大部分药品不直接组织采购，由药店 / 医院自主进行采购，政府通过制订医保支付价及其他药费调控措施来引导采购价格

对于绝大部分药品，大多数发达国家政府并不直接组织采购，而是由社区药店或医院自主采购，医院有时候还组成联合体进行采购。它们大多通过批发商或者委托集团采购组织（GPO）采购药品，也直接从药品生产企业采购部分药品。德国、日本、美国的社区药店和医院药房都采用了这种药品采购方式，英国社区药店的所有药品和医院的品牌药也采取了这种方式。

在这种采购方式下，虽然政府不干预采购价格，但德国、日本、英国等国都制订了医疗保障支付价来引导采购价格；与此同时，德国、英国等还控制批发商和药店的加价率，日本则会定期调查市场上药品的采购价格，据此调整医保支付价，缩小两者差距。

2. 澳大利亚、英国等部分国家由政府组织对部分药品的采购，政府直接与批发商 / 药企谈判价格、签订采购合同

针对部分药品，发达国家也存在政府直接组织药品采购的做法。澳大利亚面向非住院患者提供药品费用保障，称为药品福利计划（PBS）。该计划内的药品，由卫生部及授权机构统一与药厂谈判并确定批发价 / 出厂价，然后由社区药店按此价格实施采购，加上规定比例 / 数额的零售加价和药事服务费（调剂费）后销售给患者。对于住院用药，澳大利亚各州的做法不一样，部分州政府组织了药品集中采购。如维多利亚州成立了卫生采购局，组织集中采购，所有公立医院必须参加。卫生采购局代表医院进行采购合同协商，设定合同价格，医院执行采购合同。

英国医院用药中的非专利药实施政府组织的集中招标采购，具体由卫生

部商业药品处（CMU）负责。由于品牌药的价格已受到药品价格调控计划（PPRS）[①]的控制，间接控制了价格，因此公立医院对品牌药不实行集中采购，即由医院自主采购。

此外，部分发展中国家药品保障计划（基本药物等）涵盖的药品一般由政府直接采购。

3. 零售药店允许在采购价基础上加价销售，但加价率受到严格控制；医院住院药品则与其他住院服务打包支付，不单独控制销售价格

从德国、英国、澳大利亚等国家的实践来看，对于门诊药品，无论是由药店自主采购还是由政府组织集中采购，都允许零售药店在采购价基础上加价销售，但加价率受到严格控制。例如德国规定，加价率不得超过3%，另还可收取每次 8.35 欧元的调剂服务费。

对于住院用药，由于大多数发达国家对住院服务采取按 DRG 或 DRG 与总额预付相结合的支付方式，将药品与其他住院服务打包支付，使药品成为医疗机构的成本，医疗机构通过采购自行控制药品成本，政府不实行单独的药价控制。

（二）启示

1. 发达国家医院药品的自主采购是建立在良好的药品生产流通体系和规范的医疗机构行为基础上的

与当前我国的做法不同，多数发达国家的医院可以自主采购药品。但需要指出的是，这样一种实践是建立在其良好的药品生产流通体系和规范的医疗机构行为基础上的。在药品生产流通侧，大多数发达国家的产业集中度较高，生产流通秩序规范；仿制药的质量有充分保证；有发达的零售药店体系，

[①] 从 1957 年开始，英国政府开始实施药品价格调控计划（PPRS）来管理品牌药价格。具体手段包括两种：一是要求制药企业将超额利润返还给 NHS；二是直接要求制药企业降低药品价格。

医院基本不设门诊药房①。在医院体系侧，建立起了对医生的良好激励机制，住院费用大多采用按 DRG 或 DRG 与总额预付相结合的支付方式，药品是医疗机构的成本而非利润来源。在这样一种体系下，药品采购的主要功能就是谈价格。对于医院来说，由于药品是医院的成本端，医院有动力去采购价格低的药品，且不需要担心质量问题。即使部分国家政府就部分药品组织集中采购，目的也仅仅是通过汇集采购量获得更好的价格。但是，如果没有良好的药品生产流通和医院体系，发达国家医院自主采购药品的效果就会大打折扣，甚至难以顺利实施。这正是当前我国面临的困境。

2. 药品集中采购只是降低药品价格的一种手段，需要采取综合措施控制药品价格

部分发达国家政府也组织药品集中采购，医院也自愿联合或委托集团采购组织（GPO）实施集中采购，以达到进一步降低药品采购成本的目的。但这仅仅是降低药品价格的一种手段，这些国家还采取控制批发环节、零售环节的加价率，控制药企的利润率，制订医保支付价等多种手段控制药品的终端销售价格。这些手段与药品集中采购一起，相互配合，达到控制总体药品费用的目的，单一手段的效果是有限的或者容易引起扭曲。

五、近期与中长期改革建议

基于对国内现状的分析和国际实践的梳理，本部分就我国药品采购提出近期及中长期改革的建议。

在提出具体建议之前，需要强调的是，药品集中采购在整个药品政策链条中所能发挥的作用是有限的，采购到性价比较好的药品是它的核心目标。世界卫生组织发布的《优良药品采购规范》中提出的药品采购的 4 个战略目

---

① 例如，德国、英国、美国通过零售药店销售的药品比例分别达到了 84%、70%～80% 和 70%，日本低一些，但也达到了 50%。

标是：适量采购最符合价格—效果比的药品；挑选可信赖的供应商，提供优质药品；确保及时配送；达成可能实现的最低总成本。这几个目标都是有关提高性价比的经济性目标。今后，应明确我国药品集中采购的核心目标就是采购到性价比较好的药品，结合公立医院改革，逐步使药品集中采购回归其核心目标，实现制度转型。

（一）近期政策建议

2015 年 2 月国务院办公厅发布的《关于完善公立医院药品集中采购工作的指导意见》（以下简称《指导意见》）是对药品集中采购制度的又一次改革完善。"十三五"时期的重点是要采取有效措施落实《指导意见》，并在一些环节上加快探索向前再进一步。与此同时，要强化医保在药品集中采购中的角色与作用。具体建议如下。

1. 健全分类采购体系，重点加快建立国家主导的专利药品价格谈判体系，可将价格谈判与进医保目录相结合

《指导意见》提出实行分类采购，采购方式包括公开招标采购、价格谈判、直接挂网采购、定点生产议价采购等。公开招标采购、直接挂网采购、定点生产议价采购等方式在各地药品集中采购中已经有了多年实践，相对较为成熟；而针对专利药和独家生产药品的价格谈判实践不多，或很不成功。因为专利药在市场上具有垄断地位，很难由单个医院甚至一个地区来跟制药商谈判，由国家出面谈判才能有更强的谈判力，这也是不少发达国家的做法。因此，今后一个时期，要加快建立国家主导的专利药品价格谈判体系，这也是健全分类采购体系的重点。

在整个药品生命周期内实现利润最大化是专利药商的核心目标，他们最终关心的是总体利润，而不是简单看价格。专利药都是新上市的药品，有较大的潜在需求，"以量换价"是专利药价格谈判最通常的一种做法。但也可以采取多种策略，近期浙江省探索专利药、独家生产药品进入医保目录的竞

争性价格谈判是一项有益探索（参见专栏 1）。其重要启示是，虽然专利药品具有垄断性，但并不是绝对的，一种专利药与另一种专利药虽然是不同通用名的药，但是具有一定程度替代性的。可以通过医保目录等机制来促进其竞争，降低价格。

专栏 1　浙江探索专利药、独家产品进入医保目录的竞争性价格谈判机制

2015 年，浙江省医保部门探索了专利药、独家生产药品的价格谈判机制。将价格谈判前移至进入医保目录的环节，而不是放在已进医保目录药品的集中采购阶段。浙江医保部门制订的谈判办法是，在 31 个以专利药为主的高值药品中通过谈判遴选 15 个品种进入医保目录，这样就使本来具有垄断性的专利药品有了一定竞争性。价格谈判结果是这些药品的价格比全国最低价平均下降了 19.27%，比浙江省 2014 年销售平均价格下降了 35%。

资料来源：2015 年 4 月课题组浙江调研资料。

---

2. 完善公开招标采购

第一，尽快统一各省集中采购办法和规则，完善经济技术标和商务标评标办法。目前，以省为单位组织药品集中采购是符合实际的。但是，各地制订的集中采购办法，特别是招标采购的规则各不相同，而且不少地方有明显的地方保护倾向，影响了统一市场和公平竞争。除开展探索创新的少数省份外，建议尽快统一各省集中采购特别是招标采购的办法和规则。在没有完全统一之前，中央主管部门要对各地办法和规则进行合规性审查，尤其要破除地方保护。

第二，要尽可能招生产企业，流通企业主要承担配送功能。由于我国药品集中招标是按单个药品招标的，所以完全可以由生产企业直接投标。虽然国家和地方文件都要求直接招生产企业，但在实践中有不少流通企业伪装成生产企业投标，增加了药品的实际流通环节，推高了药品价格。因此，除个别特殊情况外，都要求严格执行招生产企业，流通企业仅承担配送职能。

加快推进真正的带量采购

一是要减少同一种品规药品的中标厂家，真正起到择优作用，并为量价挂钩创造更好条件。要全面落实带量采购，必须在规范药品剂型、规格的基础上，减少同一品规药品的中标厂家。只有这样，药品招标才能真正起到择优作用，才有可能实现量价挂钩。

二是多种形式实现带量采购，明确采购周期。带量采购可以有多种实现形式，可以确定具体的采购量，也可以通过单一货源承诺或者二、三种货源承诺实现。但都需要明确采购周期。

真正的带量采购可以从少数几种使用量大、面广的药品做起，逐步积累经验，也不会对现有利益格局造成大的冲击。上海市 2015 年针对 3 种药品完成的真正带量采购是一项很好的探索（参见专栏 2）。

专栏 2	上海市开展真正的带量采购试点

上海市从 2010 年起率先在全国实行由医保部门牵头进行药品集中招标采购工作。在此架构下，于 2014 年底启动了 3 种使用量大、面广的基药（阿莫西林口服常释剂型、头孢呋辛酯口服常释剂型、依那普利口服常释剂型）的带量采购试点。基本做法是，上海市医药集中招标采购事务管理所公开发布招标的品种（规定剂型、规格）和精确数量，开展招标。规定每个品种只允许 1 家企业中标，由市药品采购专户按照购销合同垫付带量采购货款，保证按时回款。2015 年 4 月，公开招标完成。结果大幅度降低了采购价格，企业也愿意让利，因为不需要再次"让利"给医院和医生，实现了多赢。上海之所以能够真正实施带量采购，关键是药品集中采购由医保部门主导实施，能够通过医保支付手段约束医院的使用和回款行为。

资料来源：综合上海医药采购招标网（http://www.yyzbsw.sh.cn/）等资料。

4. 更好发挥采购平台作用

近年来，药品采购的信息化、网络化进展很快，药品采购信息平台能够发挥的作用越来越大。今后，可以从两方面更好发挥采购平台作用。

第一，将在集中采购平台上实现招标议价、采购、支付、监测作为下一阶段的重要目标，最大限度挤压线下交易空间，搜集真实的药品采购信息，为今后的政策调整打下基础。

第二，探索改革药品集中采购机构运行机制，提升其专业化能力。目前，各地药品集中采购机构大多为事业单位，囿于事业单位的人事薪酬制度，无法吸引高层次人才，实现专业化管理。可以借鉴重庆药交所的做法，机构的事业单位性质不变，但实行企业化管理，这样就可以吸引优秀人才，提升药品集中采购机构的管理和技术能力。

5. 强化医保在药品集中采购中的角色和作用

医保是医药费用的主要支付方，支付方一般来说会有较强动力控制药品价格，也有经济手段约束医院的采购行为。上海由医保机构牵头承担药品集中采购职能的成效已经充分证明了这一点。

建议借鉴上海的经验，在全国范围内试点由医保机构承担组织药品集中采购的职能。医保机构除了组织集中采购外，也同时要制订控制整体药品费用的举措，如针对医院，改革药品费用支付方式；针对医药企业，控制流通加价率等。

6. 同步推进医院处方外配

推进医药分开有利于形成公立医院药品采购的正确激励。当前，我国医院还承担相当多的门诊服务，完全将门诊药房从医院剥离还不具备条件，但应允许患者拿医院处方外配药品，逐步打破医院在药品销售领域的垄断地位。初期，可以从慢性病的可重配处方做起，既能保证用药安全，也会极大方便病人。

（三）中长期改革建议

1.在改革到位、药品成为医院成本的情况下，可允许医院自主采购大部分药品

在改革到位，药品成为医院成本端而不是利润端的情况下，就可以允许医院自主采购大部分药品。医院可独自采购，或联合采购，或委托第三方机构采购，但所有交易要在药品集中采购平台上进行。

要使药品成为医院成本端需要采取多种措施：改革住院药品支付方式，与医疗服务打包（按病种、DRGs、床日等）支付；门诊药品取消加成（短期内可制订差别加价政策），并同步为处方外配创造条件。

但即使在药品成为医院成本端以后，国家仍要采取多种措施调控药品支付价格、流通环节的加价率或药企的利润、总体药品费用等。

2.政府（医保）可直接带资金统一采购部分临床用量大、普遍使用的药品

在药品成为成本端后，在药品采购过程中，医院有较大动力降低采购价格，但对于部分药品，单个医院或医院联合体的采购量不够大，难以获得较好的价格。因此，为了进一步降低药品采购成本，政府或者医保可直接带资金统一采购部分临床用量大、普遍使用的药品供给医院，再与医院结算。

3.专利药、针对特定疾病的药品继续采用国家价格谈判机制

专利药具有垄断性，医院自主采购一般难以获得好价格。因此，在医院自主采购之前，仍然需要采用国家价格谈判机制来确定专利药的基准价格。

4.医院实行自主采购后，更好发挥批发商、集团采购中介组织的作用，政府集中采购机构转型为药品交易信息搜集、监测平台

医院实行自主采购以后，将更多采用多种药品打包采购的方式，因此届时批发商、集团采购中介组织将能发挥更大的作用。当前的政府集中采购机构不再组织采购，可转型为药品交易信息搜集、监测平台。

参考文献

[1] 葛延风，贡森等 . 中国医改：问题·根源·出路 . 北京：中国发展出版社，2007

[2] 葛建华，王列军 . 医院药品集中采购政策的演变和内容 . 北京：国务院发展研究中心《调查研究报告专刊》，2009（7）

[3] 贡森 . 医院药品集中采购政策的评价与分析 . 北京：国务院发展研究中心《调查研究报告专刊》，2009（7）

[4] 株式会社美迪发路控股 . 日本药品准入及流通情况介绍 . 12 月发表于国家卫生计生委卫生发展研究中心讲座，2015

[5] WHO,1999:Operational Principals for Good Pharmaceutical Procurement,Geneva.

[6] Elias Mossialos and Reinhard Busse,2014:Pharmaceutical pricing, reimbursement, HTA and cost containment measures in Europe: an overview, presented at Beijing workshop in April.

[7] Elias Mossialos，2014,The Pharmaceutical price regulation scheme（PPRS）in the UK, presented at Beijing workshop in April.

[8] Jeffrey L. Moe，2016:International Experiences and Good Practices in Pharmaceutical Manufacturing, Distribution,Purchasing and Pricing, DRC commissioned report.

我国基本药物制度的进展、挑战和改革建议

　　基本药物制度的核心目标是确保基本药物人人可及。我国在这方面进行了很多探索，2009 年新一轮医改将建立基本药物制度作为五项改革重点之一，建立了国家基本药物制度，制定了遴选、生产、流通、使用、定价、报销、监测评价等配套政策。基本药物制度在确保患者有药可用方面发挥了很大作用，但实际运行中还存在不少问题，面临很多新的挑战。本报告在简要回顾基本药物制度发展国际经验和我国基本药物政策发展历程的基础上，分析我国基本药物制度存在的问题，提出进一步完善基本药物制度的建议。

一、国际基本药物政策发展概况

　　基本药物的概念是 20 世纪 70 年代末世界卫生组织（WHO）为解决贫困国家缺医少药问题而提出的。1975 年第 28 届世界卫生大会上首次提出基本药物的理念，要求 WHO 总干事采取措施尽力协助各成员国根据本国自身的健康需求以合理的价格遴选和推广基本药物。

　　近 40 年来，基本药物的定义不断完善，政策内涵和应用范围也不断拓展。目前国际上广泛使用的是 2002 年修订后的版本："基本药物是满足人类优先健康需求的药品。其遴选应该考虑与人类健康相关的疾病，有效性和安全性证据及成本效益比较数据。在现有的卫生体系内，应确保在任何时候都有充

足的数量、合适的剂型、确定的质量和充足的信息，以及个人和社会可以负担的价格。[①]”这一定义涵盖了药品的作用、有效性、安全性、可及性和可负担等多个维度。

在政策内涵方面，基本药物制度从最初仅强调药物遴选，发展到涵盖药物遴选、定价、处方、使用等多个方面。20世纪80年代初，出于对合理用药的强调，以及当时经济不振的影响，基本药物的理念也被发达国家普遍接受。1999年WHO世界药物形势调查显示，联合国193个成员国中已有158个具有国家或省级《基本药物目录》。基本药物制度本质上是一种保障措施，受经济发展状况和医疗保障水平影响，基本药物制度在不同国家发挥的作用和政策的侧重点存在差异。在经济相对落后国家，受筹资和保障水平限制，尚无法将所有药品都纳入保障范围，大都筛选出特定品种的基本药物，通过公共筹资（财政和社会保险）统一采购，并通过公立医疗机构免费提供给患者，因此基本药物的遴选、供应保障和合理使用都是政策重点。发达国家医疗保障水平高，报销目录几乎涵盖所有临床常用药，因此合理用药成为主要政策关注点。

尽管不同国家在基本药物制度的具体设计上存在差异（详细内容可参考本专题附件），但仍有许多共性特征，主要体现在以下四个方面。

第一，各国（特别是经济不发达国家）制定基本药物制度的核心目标都是为了保障基本或核心药物的人人可及。因此，政府在基本药物供应保障中都发挥主导作用，不少国家都建立了全国或省集中采购的制度。大多数国家公立医疗机构都免费（或少量收费以控制浪费）提供基本药物。一些国家对基本药物采取定点生产方式，如泰国规定公立医院采购的药品中80%是基本药物，且优先从政府制药机构采购。

第二，基本药物本质上是"核心药"、"优选药"。尽管大多数基本药物价格低廉，但不把基本药物等同于廉价药、劣质药。基本药物目录遴选原则强调基于实证和成本效益，不少成本效益好的药品甚至专利药也可以成为

---

① 杨悦：《WHO基本药物制度研究与应用》，人民军医出版社2011年版。

基本药物。2002 年世界卫生组织对基本药物定义重新调整后认为，单价高的药物如果成本效果好，仍可被收录到基本药物目录中[①]。2009 版示范目录中有 20 种专利药品（多为治疗艾滋病的二线药物）。

第三，各国基本药品种类差别较大，与经济发展水平及保障程度直接相关。大多数发展中国家基本药物以 300 ~ 400 种居多，因为许多医学专家认为"300 ~ 400 种药品可以解决 80% 的基本医疗问题"[②]。1948 年澳大利亚药品福利计划（PBS）的雏形仅针对盘尼西林一种药品，1953 年正式公布后的第一版包含 139 种药品，目前已涵盖澳大利亚药品市场上的绝大多数产品。

第四，各国普遍将合理用药作为基本药物政策的重要内容，通过对医务人员和公众的宣传教育促进基本药物的合理使用。如南非药物信息中心会及时向社区药师、患者和普通群众提供合理用药的信息，对卫生从业人员和公众进行基本药物合理使用的教育和培训。津巴布韦将诊疗指南和基本药物目录合订成一本很小的、可装在口袋里的书，以方便阅读和查询。

二、我国基本药物制度的发展历程及进展

我国在 20 世纪 70 年代末就开始探索建立基本药物制度，取得了一些进展。但由于相关配套措施不完善，基本药物制度没能发挥预期作用。2009 年本轮医改将建立国家基本药物政策作为五项改革重点之一，在加快基本药物制度建设和进一步完善相关制度方面取得了很大进展，在保障患者基本用药方面发挥了重要作用。

（一）本轮医改之前我国基本药物制度的发展

我国从 1979 年开始在 WHO 的号召下制定并推行国家基本药物工作，

---

① 孙静："基本药物理念与国家实践"，国家基本药物制度研究高级研修班讲义 . 2010 年 8 月 27 日，北京。

② 董朝晖、吴晶等：《基本药物制度理论与实践》，化学工业出版社 2012 年版。

1981 年 8 月公布了第一版《国家基本药物目录》。1992 年卫生部牵头，会同财政部、国家医药管理局、国家中医药管理局、总后卫生部成立了基本药物领导小组，正式提出我国国家基本药物的概念：从我国目前临床应用的各类药物中经过科学评价遴选出的在同类药品中具有代表性的药品，特点是疗效肯定、不良反应小、质量稳定、价格合理、使用方便等。同时提出针对列入基本药物的品种，国家要按需求保证生产供应，并在此范围内制定公费医疗报销药品目录；确立的遴选原则是"临床必需、安全有效、价格合理、使用方便、中西医并重"；规定对基本药物目录每两年修订一次。2002 年借鉴世界卫生组织经验，在基本药物调整中明确将循证评价方法应用到遴选中。

1981 ~ 2004 年，我国先后发布过 6 版《国家基本药物目录》和《处方集手册》，历次公布的国家基本药物目录中的药品品种数见表 1。1981 年第一版基本药物目录包含 28 类 278 个品种，全部为西药，当时未收录中药的原因是中成药品种繁多，普遍存在同名异方或同方异名现象，必须全面清理整顿才能进行遴选[①]。除此之外的五个版本，药品种类都在 2000 种以上，其中西药 700 ~ 800 种，中成药 1200 多种（1994 年版中成药品种数和合计品种数略高）。

表 1   我国历次公布的国家基本药物目录中的药品品种数

年份	西药品种数	中成药品种数	合计品种数
1981	278	—	278
1994/1996	699	1699	2398
1997/1998	740	1333	2073
2000	770	1249	2019
2002	759	1242	2001
2004	773	1260	2033

尽管我国基本药物制度的启动与实施基本与世界卫生组织保持同步，但本轮改革之前的基本药物制度，实施效果并不理想。主要原因是，只是借鉴了世界卫生组织关于基本药物的概念，制定了基本药物目录，但遴选出的药

---

① 董朝晖、吴晶等：《基本药物制度理论与实践》，化学工业出版社 2012 年版。

品与医保报销无关，虽提出了采购、供应、使用等问题，但没有明确的配套政策支持，致使基本药物目录仅成为推荐性、指导性的目录，对医疗机构用药没有实质性约束作用，实施效果非常有限。

（二）本轮医改启动以来国家基本药物制度工作的进展

2008 年，中共十七大报告提出"要建立国家基本药物制度，保证群众基本用药"。随后，卫生部成立"国家药物政策和基本药物制度司"，开始着手制定 2009 年版国家基本药物目录及相关配套文件。2009 年 3 月《中共中央、国务院关于深化医药卫生体制改革的意见》明确提出要建立国家基本药物制度，并将初步建立国家基本药物制度作为 2009 ~ 2011 年重点抓好的五项改革之一。国务院建立了"国家基本药物工作委员会"，成员单位包括卫生部、发改委、工信部、财政部、人保部、食药局、中医药管理局等。2009 年 8 月，国务院医改办发布《关于建立国家基本药物制度的实施意见》、《国家基本药物管理办法（暂行）》、《国家基本药物目录（基层医疗卫生机构配备使用部分）》（2009 版）三个文件，标志着我国正式建立基本药物制度。文件要求 2009 年底各省 30% 的政府办基层医疗机构配备使用基本药物；到 2011 年，初步建立国家基本药物制度；到 2020 年，全面实施规范的、覆盖城乡的国家基本药物制度。同时规定政府举办的基层医疗卫生机构配备使用的基本药物实行零差率销售；规定基本药物实行集中招标采购、统一配送。

2009 年 9 月，卫生部发布《关于调整和制订新型农村合作医疗报销药物目录的意见》，明确提出"县级（及以上）新农合报销药物目录要包含全部国家基本药物目录……乡级新农合报销药物目录要以国家基本药物目录（基层部分）为主体……村级新农合报销药物目录使用国家基本药物目录（基层部分）"，同时规定"为保证国家基本药物制度的落实，新农合对国家基本药物目录内的药品报销比例要明显高于国家基本药物目录外药品，各省（区、市）应根据实际情况将报销比例差距保持在 5% ~ 10%"。随后，人力资源和社会保障部更新了《国家基本医疗保险、工伤保险和生育保险药品目录》

（2009 年版），将基本药物目录中的治疗性药品全部列为甲类药品。在相关配套政策的支持下，基本药物政策在基层医疗机构得以快速推进。

2011 年开始，在"保基本、强基层、建机制"原则的指导下，为进一步加强基层医疗服务体系建设，基本药物制度开始作为基层医疗卫生机构综合改革的重要内容加以推进。2011 年 2 月，李克强总理在全国深化医药卫生体制改革工作会议讲话中指出，"要全面推行基层医疗卫生机构综合改革，形成药品采购、机构补偿、人员使用、收入分配等新机制"。2013 年 2 月国办发布《关于巩固完善基本药物制度和基层运行新机制的意见》进一步提出"巩固基本药物制度，深化基层医疗卫生机构管理体制、补偿机制、药品供应、人事分配等方面的综合改革"。

七年来，各级政府高度重视基本药物工作，基本药物制度得到了进一步的巩固和完善。截至 2014 年底，全国 30 个省份（西藏除外）和军队系统建立了省级（全军级）药品集中采购平台，完成了以省（区、市）、军队为单位的网上集中采购；政府办基层医疗卫生机构全部配备使用基本药物；推动县级公立医院和城市公立医院优先使用基本药物，逐步实现各级各类医疗卫生机构配备并优先使用基本药物；加强基本药物生产和质量监督，确保基本药物质量安全；建立了短缺药品供应保障机制，已完成第一批 4 个用量小、临床必需的基本药物品种的定点生产招标工作，2016 年 3 月开始对 16 种短缺药品定点生产进行公开征求意见；针对儿童用药安全问题，制定了《关于保障儿童用药的若干意见》[1]。此外，对部分基本药物免费供应问题进行了积极探索。国家层面，2012 版国家基本药物目录中，目前已有 52 种药品纳入国家基本公共卫生服务、重大妇幼卫生服务、艾滋病"四免一关怀"项目等。以政府财政投入为主要方式，中央和地方共担，同时有国际组织、公益基金、国际合作项目支持和捐赠[2]。地方层面对基本药物的免费供应进行了积极探

---

① 国务院办公厅关于印发深化医药卫生体制改革 2014 年工作总结和 2015 年重点工作任务的通知，中国政府网，http://www.gov.cn/zhengce/content/2015-05/09/content_9716.htm。

② 彭颖等："国家基本药物免费供应国内经验及启示"，中国卫生经济学会第十七次年会论文集，2014 年 11 月，北京。

索。例如，浙江台州免费发放慢性病基本药物，福建福州农村重性精神疾病参合患者享受基本药物门诊免费治疗，厦门居民购买 500 元以内基本药物免费，山东胶州铺集镇试点免费口服基本药物治疗服务，北京户籍重性精神病人基本药物免费供应，上海嘉定试点高血压治疗药物免费供应[①]。

本轮医改建立了相对完整的国家基本药物体系，包括明确主管部门并建立部际协调机制，出台了基本药物目录，对目录遴选及定期调整、供应保障机制、医疗保险报销等相关问题都做出相应制度安排并予以落实，取得初步成效。但受各方面因素限制，基本药物工作仍存在一些问题。

三、我国基本药物制度存在的问题

尽管本轮医改中建立了相对完整的国家基本药物政策框架，但由于缺少必要的技术手段、与相关配套政策协调仍不足等原因，各地在落实基本药物制度时仍出现了不少问题。

（一）目录遴选方式粗放，地方动态调整随意性大

尽管《国家基本药物管理办法》明确规定了基本药物的遴选原则和程序，但实际实施过程中，受多方面因素限制，目录遴选方式仍较为粗放。由于我国药物经济学评价工作整体非常薄弱，造成基本药物遴选仍主要以专家经验判断为主，客观支持证据不足。同时，考虑到疾病谱和用药习惯的地区差异等因素，《关于建立国家基本药物制度的实施意见》允许地方可以在国家基本药物目录的基础上因地制宜、适当增补。但在落实过程中，部分地区过分强调用药习惯差异，随意扩大基药目录，一些地区药品目录偏大，甚至达到上千种，无形中削弱了基本药物目录的保障和规范作用。

---

① 彭颖等："国家基本药物免费供应国内经验及启示"，中国卫生经济学会第十七次年会论文集，2014 年 11 月，北京。

（二）基本药物公共品属性不强，还不能做到人人可及

基本药物制度的最终目标是为了保障核心药物的公平可及，本质上可以看作是一种"福利"，要保证全体国民不论地域、职业、收入，只要有需要都可以顺利获得。然而，受多种因素限制，当前我国的基本药物还不能做到真正的公平可及。

当前基本药物的报销主要是依托现有医保政策，没有单独的保障措施，部分群体可及性仍然不高，不少群体使用基本药物时还需要承担较多费用，主要体现在两个方面。一是受医保起付线、封顶线等影响，使用基本药物仍需要不少个人自付，特别是城镇居民和新农合参保者。门诊设报销限额，名义上是100%，实际上很不足，特别是长期慢性病患者。同时，由于三项医保报销政策差异过大，即使同一制度在不同地区报销政策也不一致，不同群体在使用基本药物制度时还存在待遇差距。二是受报销政策限制，很多流动人口使用基本药物报销困难，特别是异地门诊用药基本无法报销。没有实现国家基本药物政策保障基本药物公平可及的目标。

（三）基本药物采购供应体系不完善，过分压价造成"断供"、质量差等问题

尽管基本药物实行省级集中招标并统一配送，但受地理位置、交通状况等因素限制，各地配送成本差别非常大，特别是农村地区，不少地方都出现了企业因配送成本高而拒绝配送的情况。更为突出的问题是，在招标过程中多数省份过分强调"低价"，造成企业利润低甚至无利润，不愿生产或不愿供应，有些甚至牺牲药品质量。

2011年，董朝晖等将媒体普遍报道的短缺品种2004年版国家基本药物目录对照发现有66种短缺，与世界卫生组织基本药物目录对照有42种短缺，与2009年《国家基本药物目录（基层医疗机构试用版）》对照发现有32种药品短缺①。中国价格协会2008年调查286种临床短缺药品中，只有14个

①　董朝晖、吴晶等：《基本药物制度理论与实践》，化学工业出版社2012年版。

品种在流通企业没有经销，仅占总数 5%。说明廉价药品临床使用环节短缺主要原因可能是没有中标或"中标死"，或临床医生不愿使用①。

（四）医疗机构和公众使用基本药物动力都不足

现有政策没有强制要求二、三级医院使用基本药物，即使使用也仍可加成。但由于基本药物价格普遍较低，医院和医生没有"获利空间"，普遍不愿使用基本药物。基层医疗卫生机构虽然要求全部配备使用基本药物，但由于相关补偿不到位，影响了医务人员的工作积极性，推诿病人现象时有发生。尽管近两年各地普遍开始允许基层医疗卫生机构使用部分非基本药物，但受利益驱动，医生仍普遍更多使用非基本药物。

另一方面，公众对基本药物认识存在误区，认为基本药物都是廉价药甚至劣质药，疗效不佳。同时，受收入水平提升、医保报销、医生诱导等因素影响，公众普遍希望也有能力使用高价药，对基本药物的使用意愿不高。此外，很多慢性病患者的习惯用药不在基本药物目录涵盖范围内，患者不愿更换药物，造成一些基本药物使用率低。

（五）使用制度不统一，影响了分级诊疗制度的推进

基本药物政策实施初期，要求基层医疗机构全部配备且只能使用基本药物，一些地区还对不同层级医疗机构配备药品的类别和数量做出限制，由于不同地区用药习惯不同，基本药物目录没有涵盖当地常用药品，加之部分药品"断供"，基层医疗机构普遍反映基本药物不够用，影响了患者对基层医疗机构的利用率。部分患者特别是慢性病患者在基层医疗机构拿不到之前习惯的用药，只能转回二、三级医院开药；部分病人在医院看病后，医生开出的处方不是基本药物，病人回到基层拿不到药，也只能再次回到二、三级医院开药。近两年，为了推进分级诊疗工作，部分地区已经放宽限制，允许基

---

① 董朝晖、吴晶等：《基本药物制度理论与实践》，化学工业出版社 2012 年版。

层医疗机构使用部分非基本药物，如浙江省部分地区为了引导慢性病患者到基层就诊，规定了 130 多种慢性病用药在基层医疗机构和二、三级医院全部对接，部分地解决了基层医疗机构患者用药问题，但却进一步降低了基本药物的使用率。

（六）全面实施药品零差率之后，现行基本药物制度的政策价值面临挑战

建立之初，基本药物政策对降低患者用药负担确实发挥了一定作用，但随着其他领域改革的快速推进，现行基本药物制度的政策价值亟待进一步探讨。首先，现行基本药物制度的政策核心之一是通过对基本药物实行零差率销售，降低公众用药负担。然而，2015 年国办印发的《关于全面推开县级公立医院综合改革的实施指导意见》（33 号文）和《关于城市公立医院综合改革试点的指导意见》（38 号文）均将取消药品加成政策列为公立医院改革的重点任务。全面取消药品加成意味着所有药品都实行药品零差率，基本药物的这一政策特征将不复存在，如何体现其与非基本药物的差异亟需进一步探讨。其次，如前所述，基层医疗机构只能配备使用基本药物的规定不适应慢性病患者诊疗需要，为了推进分级诊疗工作，部分地区已经对这项政策进行了调整，使得基本药物制度的另一项政策特征也失去了价值。此外，由于二次议价的普遍存在，基本药物议价空间小，医疗机构利润低，今后使用意愿可能进一步下降。因此，亟需对基本药物制度进行重新设计以体现其政策价值。

四、对完善我国基本药物制度的建议

基本药物制度的核心目标是解决大多数人常见病、多发病的治疗问题。政策调整的基本思路是突出基本药物公共品属性，重构基本药物制度体系，即基于药物经济学评价等客观标准，重新遴选若干种核心药物，建立专项基金统一采购，以免费或基本免费的方式向全体国民提供，确保基本药物人人可及。

（一）建立科学的基本药物遴选机制，重构基本药物目录

尽快完善我国基本药物遴选机制。借鉴世界卫生组织基本药物推荐目录，结合我国当前人口特征、疾病谱、药物可获得性、成本效益、经济承受能力等因素，加快建立基于药物经济学评价的、以客观标准为主的目录遴选方式，并建立动态调整机制。

在此基础上，针对现有基本药物保障不足的问题，在医保或公共财政可承受的范围内，重新筛选确定若干种核心药物，以（基本）免费方式向全民供应。初期目录可相对较小，比如 100 种以内，以后可以随筹资和管理能力提升逐步扩展。

（二）尽快建立向患者基本免费提供的制度

通过公共筹资和特定医疗机构向患者免费或基本免费提供基本药物是不少国家的通行做法。考虑我国当前现实情况，可考虑两种思路。一是将基本药物使用与现行医保报销制度完全脱钩，通过财政专项或医保划拨专项资金设立基本药物基金，统一采购核心基本药物，采取开放方式通过医疗机构或药店向有需要的民众免费提供，或适当收取少量费用以避免浪费。二是调整现有医保报销制度，在任何医疗机构和药店购买基本药物，不受起付线、封顶线、报销比例等限制，全额予以报销。两种改革路径各有利弊，第二种对现行制度调整幅度不大，改革难度较小，但由于流动人口异地报销等问题尚未完全解决，基本药物免费使用的目标可能还难以实现；第一种对现行制度调整较大，但能够更好保障全体国民基本药物使用的公平性。因此，推荐采取第一种改革路径。

（三）加快建立完善基本药物供应保障体系

在生产环节，应充分发挥市场机制，鼓励竞争。对用量少但临床必需的特殊药品纳入国家储备计划，必要时可以采取定点生产。同时加强质量监管，

并推广采用简易大包装方式降低成本。

在采购供应环节，由国家制定明确统一的采购程序、质量标准和追溯体系以及信息披露制度，以省或大区为平台组织价格谈判和采购，建立采购主体和支付主体相统一的机制。用综合方式科学确定采购价格（竞价、谈判、成本核算、参考周边市场价格等），确保物有所值，同时保证生产企业合理利润。落实量价挂钩、货源承诺，保证企业生产积极性。对部分价格较高但临床必需的特殊用药，可纳入基本药物统一采购体系但暂不免费提供，也能为未来目录调整留出制度空间。同时要加快完善国家药品供应保障综合管理信息平台的功能，充分发挥其在全国药品招标采购信息互联互通、数据共享方面的作用，增强药品招采工作的透明度。

（四）鼓励医疗机构合理、优先使用基本药物

加快完善和落实《标准治疗指南》和《国家处方集》等配套政策。所有医疗机构要全部配备并优先使用基本药物。一方面，结合医保支付制度调整，对于优先使用基本药物、单次门诊或处方费用控制较好的医疗机构和医务人员给予适当的经济激励；另一方面要利用信息技术手段加强对医疗机构处方行为和基本药物使用情况监管，根据不同级别医疗机构特点设定基本药物最低使用比例要求。严格落实《医疗机构药事管理规定》的有关内容，成立医院药事管理与药物治疗委员会，强化临床药师作用，推动合理用药和优先使用基本药物。

（五）加强基本药物的宣传、培训、教育和信息传播

利用公共媒体加强基本药物知识的宣传教育，提高公众对基本药物的认知，首要问题是纠正公众对基本药物的错误认知，明确基本药物是核心、优选药物而非廉价、劣质药物，提高对基本药物的认可度。同时，印制简单易懂的合理用药和基本药物使用手册，免费向社区居民发放；鼓励医务人员对患者加强基本药物使用的宣传和教育，提高基本药物的使用率。

附：基本药物制度的国际经验

（一）国家基本药物制度的政策内涵

1. WHO 基本药物概念的提出及变化

20 世纪 70 年代中期以后，药物成为国际经济和政治中的关键问题。原因在于：20 世纪 40 ～ 60 年代全球制药行业显著发展，到 70 年代大部分疾病都有了有效的治疗药物。但对占全球人口一半的贫困国家的人来说，现代药物仍旧是"不可及、不可获得的，药物的质量没有保证，并且经常被不合理应用"。并且在 70 年代中期，大部分脱离殖民地国家的公共健康预算也由于进口药物的高昂成本而严重超支，且药品质量也没有保障。这些国家请求 WHO 改善他们贫乏的医疗体系，提高药品供应。为了缩小贫穷国家和制药工业繁荣国家之间的差距，1975 年第 28 届世界卫生大会上首次提出基本药物的理念，并要求 WHO 总干事采取措施尽力协助各成员国根据本国自身的健康需求在以合理的价格遴选和推广基本药物方面提供建议。基本药物制度由此产生[①]。

经过 30 多年的发展，WHO 对基本药物的概念进行了多次修订。

1977 年，WHO 第 615 号技术报告中第一次正式对基本药物进行定义："基本药物是能够满足大部分人口卫生保健需要，人们健康需要中最重要的、最基本的、必要的、不可缺少的药品"，并制定了第一个 WHO《基本药物示范目录》。该目录共收录 205 个药品品种，所遵循的原则是有效、安全并具有成本效果的药物，以限制处方者在药物使用中的权限，并规定该目录每两年更新一次[②]。

1999 年 WHO 基本药物专家组提出的基本药物的概念是："基本药物是

---

① 杨悦：《WHO 基本药物制度研究与应用》，人民军医出版社 2011 年版。
② 叶露：《国家基本药物政策研究》，复旦大学出版社 2009 年版。

那些能满足大部分群众的卫生保健需要，在任何时候具有足够的数量和适宜的剂型，其价格是个人和社区能够承受得起的药品。①"

2002 年，WHO 对基本药物的概念进行了进一步完善并沿用至今。提出："基本药物是满足人类优先健康需求的药品。其遴选应该考虑与人类健康相关的疾病，有效性和安全性证据及成本效益比较数据。在现有的卫生体系内，应确保在任何时候都有充足的数量、合适的剂型、确定的质量和充足的信息，以及个人和社会可以负担的价格。②"

对比几次修订，可以发现，基本药物的概念从最初仅强调基本药物的作用，发展到涵盖药品的作用、有效性、安全性、可及性和可负担等多个维度。

2. 基本药物制度的演变过程

杨悦等总结基本药物制度经历了四个发展阶段③。

起源阶段（1975 ~ 1977 年）：提出基本药物理念并主要应用于经济落后国家。为了解决现代医药对基本疾病控制的潜力和贫穷国家优先的医疗卫生体系能力之间的差距，提高药物的可获得性、降低成本、提高治疗效果，WHO 于 1975 年提出基本药物的理念。但在当时，基本药物概念的提出遭到了反对。主要观点包括：实行基本药物目录是企图限制医生的处方权；基本药物政策将导致"次优的医疗服务，可能降低健康水平"；产业界尤其反对在发达国家和私立部门引入这种限制性的基本药物目录，国际制药联盟认为如果把限制药品的政策扩展到工业化国家，将严重威胁卫生服务的有效提供，以及药品研发的投入。因此，工业界一直坚持基本药物政策应该只限于不发达国家的公共部门④。因此，WHO 最初主要将基本药物概念推荐给经济较落后、药品生产能力低的国家，使其能够按照国家卫生需要，在资源有限的约束下，按合理的价格来购买、使用质量和疗效都有保障的

---

① 胡善联：《基本药物制度研究》，香港文汇出版社 2009 年版。
② 杨悦：《WHO 基本药物制度研究与应用》，人民军医出版社 2011 年版。
③ 杨悦：《WHO 基本药物制度研究与应用》，人民军医出版社 2011 年版。
④ 董朝晖、吴晶等：《基本药物制度理论与实践》，化学工业出版社 2012 年版。

基本药物。

广泛传播阶段（1978～1984年）：基本药物制度的政策内涵和应用范围得以拓展。这一阶段有两个重要变化。第一，基本药物制度的关注重点得以拓展。WHO逐渐从仅关注基本药物的遴选，开始转向同时关注药品的分配、处方、定价和使用过程。1978年阿拉木图宣言指出基本药物的供应是初级卫生保健的最重要部分。1978年世界卫生大会决议又强调以合理的价格提供优质、数量充足的药品来满足各国的健康需求，并提倡要达到"确保全人类以各国可负担的价格获得基本药物"。第二，基本药物理念得到更多国家的重视。WHO于1979年提出基本药物行动规划，并于1981年设立基本药物行动委员会，推动成员国实施基本药物制度。在此期间，国际消费者的运动高涨和80年代初的经济危机也促进了基本药物理念的传播。1981年国际保健行动机构（Health Action International，HAI）成立，由50名消费者和其他来自富裕和贫穷国家的利益团组成，目标是促进全世界安全、合理和经济的使用药品，全力推行WHO的基本药物行动规划。经济危机期间，不但贫穷国家，发达国家也有了降低本国药品费用的需要。基本药物因成本效益比高而得到广泛认可。1981年后已有80个国家采用了基本药物理念，基本药物理念提上了国际健康日程。但是，WHO没有明确公共部门和私营部门在实施基本药物制度的关系，因此造成基本药物制度的策略没有得到平稳开展。

发展阶段（1985～1987年）：这一阶段逐渐认识到仅制定目录而忽视分配等方面是造成预期目标没有达成的重要原因，因此决定将基本药物重点从遴选转向购买、分配、合理使用和质量保证。1985年，WHO在内罗毕会议上拓展了基本药物的概念，指出基本药物是能满足大多数人卫生保健需要的药物，国家应保证生产和供应；除此之外，还应高度重视合理用药，把基本药物的遴选过程与《标准治疗指南》和《国家处方集》的制定过程结合起来，以促进疾病诊疗与用药的标准化、规范化[①]。这种概念扩展意味着基本药物对

---

① 叶露：《国家基本药物政策研究》，复旦大学出版社2009年版。

发达国家也开始发挥积极作用。并且，会议明确基本药物目录主要应用于公共部门。

推广阶段（1988年至今）：基本药物政策作为国家药物政策的核心内容被广泛接受。WHO于1975年提出"国家药物政策"的概念。国家药物政策是政府为确保药品的可获得性、可负担性和合理使用而制定的中期和长期目标以及实现目标的主要战略，提供了包括公立和私立部门在内的所有药品领域参与者协调行动的框架。1986年，WHO国家药物政策专家委员会召开会议，为成员国制定实践指南，出版了《国家药物政策指南》，并于1988年、1995年分别进行修订。国家药物政策的推广促进了基本药物制度的发展，基本药物理念的应用范围也逐步拓展，目前已经被应用于卫生工作人员培训、医疗保险费用赔偿、临床合理用药指导、发展标准化治疗指南、药品生产与供应、药品质量保证、初级医疗保健的建立、药品捐赠、药品上市后研究、抗感染药物耐药监测等多方面。同时，基本药物概念的使用范围进一步拓展，在贫穷国家、发展中国家、发达国家都发挥着积极作用。目前，全球已有160多个国家制定了本国的《基本药物目录》，其中105个国家制定和颁布了国家基本药物政策。

3. 基本药物遴选和调整

（1）遴选原则 [①]

1977年WHO制定第一版基本药物目录，规定了基本药物遴选原则，经过1999年、2002年两次重大调整后，最终形成的遴选原则包括三方面：一是综合因素，包括疾病负担、范围以及有效性、安全性、成本效益比较的充足数据，如可能还需考虑药物在各种环境下的稳定性、诊断和治疗设备及药代动力学特性，并强调遴选要基于实证。二是单一化合物有限原则。要求多数基本药物应为单一化合物，只有当复方制剂在治疗效果、安全性、依从性或降低耐药性方面具有优势时才选择复方制剂。三是成本效益原则。要求

---

① 杨悦：《WHO基本药物制度研究与应用》，人民军医出版社2011年版。

比较整个治疗过程的总成本而非单一药物成本；要求治疗费用不能成为符合标准药物被排除在目录之外的原因；遴选时不考虑药品专利状态。除上述三条基本原则外，各国在遴选时还应考虑当地人口统计学因素、疾病类型、医疗设备、工作人员培训和经验状况、药物可获得性、资金来源及环境因素。WHO 的基本药物遴选评价体系 6 个指标：效用（5 分）、安全性（5 分）、疗程费用（3 分）、用药者依从性（3 分）、用途多样性（2 分）、易贮易用易得性（2 分）。总分 20 分，由遴选者打分，择高分入选[1]。

（2）遴选程序[2]

WHO 建议应首先根据国家的疾病谱制定"标准治疗指南"（Standard Treatment Guide，STG）或"路径"（pathway），再根据指南或路径遴选制定国家基本药物目录[3]。2001 年之前，基本药物的遴选主要基于经验而非证据。专家委员会主要根据提供的材料和个人的经验选择基本药物，不对支持遴选证据进行系统研究和报告。2001 年获批的新遴选程序要求申请需要提供详尽的证据材料，包括与公共卫生相关的信息、参照的标准治疗指南、各种临床背景下的疗效和安全性总结、监管状态的总结、已有的药典标准等，2002 年申请还需提交国际范围药品可获得性信息。2007 年基于实证方法的应用，专家委员会对遴选程序又进行了修订，增加了同类药品成本及成本/效果比较的总结等内容。专家委员会对提交的证据进行系统审查后最终做出决定。

（3）基本药物目录的调整

1977 年制定第一版基本药物目录时还同时规定目录每两年更新一次，截至 2013 年 WHO 基本药物目录已更新至第 18 版，目前第 19 版遴选工作已经启动。WHO 指出基本药物遴选应是持续的过程，应注意新疗法、新病种和耐

---

[1] 唐镜波、袁进：《基本药物——基本医疗卫生服务——合理用药的实践与依从性》，国际合理用药与 WHO 公报汇编（2010），中国科学技术出版社 2011 年版。

[2] 杨悦：《WHO 基本药物制度研究与应用》，人民军医出版社 2011 年版。

[3] 金有豫："实施基本药物制度的热点与难点的认识和体会"，《全面深化医药卫生体制改革热点、难点和重点问题专题研讨会会刊》，2011 年 3 月 25 ~ 28 日，重庆。

药性的出现，并与药物不良反应 / 不良事件的数据库相联系，定期更新 ①。

（4）WHO 基本药物示范目录药品种类

1977 年第一个基本药物目录有 208 种药。1999 年的基本药物目录中包含了 306 种有活性成分的药品，其中 250 种包含在 WHO 的临床指南中 ②。2002 年之前，WHO 基本药物示范目录不收入价格昂贵的药物。那时认为使用昂贵的药物是不切合实际的。2002 年对基本药物定义重新调整后认为，单价高的药物如果成本效果好，仍可被收录到基本药物目录中 ③。2005 年 3 月，WHO 推出的第 14 版《基本药物示范目录》包括了核心目录和补充目录。核心目录是指用来满足基本卫生服务需要的，最具有疗效、最安全、最有成本效果的药品，包括 27 大类 312 种药品（包括预防和治疗艾滋病的药物）。补充目录主要是针对优先疾病治疗的药物，但目录中某些药品价格较高或成本效果稍差 ④。2009 版示范目录中有 20 种专利药品（多为治疗艾滋病的二线药物）。

4. 基本药物的生产与价格公布

药品生产商资格预审规划 ⑤：WHO 自 2001 年开始实行基本药物生产厂家资格预审规划。这项规划是唯一的全球性药品质量保证规划，目的是为了提高药品的质量和安全性，解决疾病高发国家严峻的高质量药物可及性问题。资格预审由药品质量安全评估部（Quality Assurance and Safety: Medicines Team，QSM）负责组织实施。QSM 任命一个资格评价小组，由来自欧盟、加拿大、瑞士药品监督部门的专家组成，并与一些发展中国家紧密合作，确保资格预审程序和结果的公开透明。WHO 根据对特定药品的需要定期在国际刊

① 唐镜波、袁进：《基本药物——基本医疗卫生服务——合理用药的实践与依从性》，《国际合理用药与 WHO 公报汇编》（2010），中国科学技术出版社 2011 年版。

② 胡善联：《基本药物制度研究》，香港文汇出版社 2009 年版。

③ 孙静："基本药物理念与国家实践"，国家基本药物制度研究高级研修班讲义，2010 年 8 月 27 日，北京。

④ 叶露：《国家基本药物政策研究》，复旦大学出版社 2009 年版。

⑤ 杨悦：《WHO 基本药物制度研究与应用》，人民军医出版社 2011 年版。

物或网页上发布消息,邀请生产商就感兴趣的药品提交药品意向书(Expression of Interest,EOI)。生产商规定提交意向书并获得批准后,将提交关于药品的相关数据材料,评估小组组织对数据进行评估并委托进行现场检查,符合要求的产品及生产将被列入资格预审目录。所有有关药品和生产现场的要求、检验药品所采用的标准及现场检查报告都在网上公布。

药品价格和可及性规划及国际药品参考价格指南[1]:WHO 和国际健康行动机构(HAI)于 1998 年联合制定了药品价格和可及性规划,2001 年第 54 届世界卫生大会支持这一规划并号召建议一个自愿监测和报告全球药品价格的体系。目前,这一监测方法得到了广泛的支持,已成为国际公认的收集可靠药品价格的方法。2000 年起,WHO 联合卫生科学管理部门(MSH)发布了国际药品参考价格指南,列出了国际市场上主要通用名产品的参考价格,以及从 9 个国家政府采购机构获得的投标价格,每年发布一次,主要目的也是使药品价格信息广泛可得,以便能以最低价格购买高质量药品。

5. 基本药物的合理使用

全球死亡患者有 1/3 并非死于自然疾病,而是死于包括用药过度、用药错误、用药不足、无药可用在内的不合理用药;药品使用不当使全球近 50% 的药品未发挥应有疗效;美国大规模调查显示,导致其国内人口死亡的前四位原因依次为中风、心肌梗死、癌症及药物不良反应,药物致死占住院人数的 0.32%。针对这些问题,WHO 在 1985 年内罗毕会议上正式提出"国家应保证基本药物生产供应,还应高度重视合理用药,基本药物必须与合理用药相结合",并于 1989 年与哈佛大学及波士顿大学药政研究组合作成立合理用药国际网络,在全球倡导推进合理用药[2]。

WHO 标准处方集(The WHO Model Formulary,WMF)和标准治疗指南(Standard Treatment Guidelines,STGs)是基本药物示范目录的重要补充,用

---

[1] 杨悦:《WHO 基本药物制度研究与应用》,人民军医出版社 2011 年版。

[2] 唐镜波、袁进:"基本药物——基本医疗卫生服务——合理用药的实践与依从性",《国际合理用药与 WHO 公报汇编》(2010),中国科学技术出版社 2011 年版。

于指导基本药物的合理使用。2002 年 WHO 公布第 1 版标准处方集，之后每两年更新一次。对于每种药物，标准处方集提供该药的使用方法、剂量、不良反应、禁忌症和警告事项，以及如何在多种适应症情况下选择合适治疗药物的指导信息。目的是保证患者安全，并限制不必要的医疗开支。标准治疗指南是帮助临床医师为特定的临床症状选择合适治疗手段的系统陈述，强调循证理念[①]。在医疗机构层面，应当建立处方集系统（Formulary system），包括相互一致的标准治疗指南（路径）、处方集目录和处方集手册；医疗机构还应建立药物和治疗学委员会（Drug and Therapeutics Committee，DTC）管理本机构合理用药工作[②]。

（二）基本药物政策的国际经验

1. 基本药物政策推行概况

基本药物政策是指为了保障国民的基本卫生保健需求，政府围绕基本药物的选择、定价、补偿、供应以及合理使用等多方面制定的政策。不同国家基本药物政策的含义和重点存在差别，多数低收入国家基本药物政策的重心放在确保药物供应和保证国民承受得起方面，而中等收入国家及高收入国家如澳大利亚、印度、巴西、南非等则以基本药物供应为核心进而扩大到药品质量控制、合理用药监管、药品生产研发、人力资源培养等诸多方面[③]。

（1）基本药物的选择

根据 1999 年 WHO 世界药物形势调查显示，联合国 193 个成员国中已有 158 个具有国家或省级《基本药物目录》。其中 95% 的低收入国家、92% 的中等收入国家都制定了《基本药物目录》，但只有 60% 的高收入国家制定了

---

①　杨悦：《WHO 基本药物制度研究与应用》，人民军医出版社 2011 年版。

②　金有豫："实施基本药物制度的热点与难点的认识和体会"，《全面深化医药卫生体制改革热点、难点和重点问题专题研讨会会刊》，2011 年 3 月 25 ~ 28 日，重庆。

③　叶露：《国家基本药物政策研究》，复旦大学出版社 2009 年版。

《基本药物目录》[①]，主要是因为其本身医疗福利水平较高，医疗保险报销目录覆盖面非常广，几乎涵盖所有临床常用药，基本药物目录已经融入基本医疗保险报销目录中，因此从保障用药的角度来看已经不再需要基本药物目录。例如，澳大利亚公立医疗保险部门制定的药品津贴计划（PBS）目录包含了80%的药品；瑞典医疗保险目录采取"负目录"方式，被目录剔除的药品仅占所有药品的10%左右[②]。

杨悦等对2011年6月WHO官网收录的90个成员国的基本药物目录进行了分析，发现：①90个国家中除5个欧洲国家（波兰、马耳他、斯洛伐克、斯洛文尼亚、瑞典）外，其余均为发展中国家。②大多数国家都对目录进行了不同程度的更新，更新周期在2～8年之间。③各国基本遵循WHO提出的遴选标准和原则，但基于循证的遴选机制在各国还未普遍建立，没有一个国家明确表示采取系统评价的方法进行遴选，绝大多数国家遴选过程都是公开透明的。④各个版本的世界卫生组织《基本药物示范目录》和相当一部分发展中国家基本药物目录药品种类在300～500种，许多医学专家认为"300～400种药品可以解决80%的基本医疗问题"[③]。各国药品品种与WHO示范目录都有差异，主要原因是：WHO基本药物目录方框标记导致的内在灵活性，各国的疾病负担、当地药品可获得性与价格、不同的文化差异等。⑤药品种类差别较大，从81～5385种不等，不同的计数方式是造成巨大差异的主要原因，种数超过1000以上的大都按照不同通用名的不同剂型、不同规格甚至不同包装来分别计算。⑥90个国家中有41个对基本药物的使用进行分级，包括按照医疗机构等级分级和按照医护人员级别进行分级两种方式。⑦绝大多数国家没有对儿童专用药物或是对儿童用药标准作出特别说明。

---

① 叶露：《国家基本药物政策研究》，复旦大学出版社2009年版。
② 董朝晖、吴晶等：《基本药物制度理论与实践》，化学工业出版社2012年版。
③ 董朝晖、吴晶等：《基本药物制度理论与实践》，化学工业出版社2012年版。

附表 1   部分国家基本药物种类

国家和地区	基本药物种类	剂型数
印度	347	—
秘鲁	341	423
乌干达	317	345
南非	337	422
塔吉克斯坦	335	434
津巴布韦	196	208
菲律宾	244	364
塞内加尔	176	188
利比里亚	108	140

数据来源：山东省卫生厅："国家基本药物制度相关政策解读"，2010 年 9 月 .http://wenku. baidu.com/link?url=vaFEJxfcKjPEOqxfDP2b2tKxYiF7__MBqeYg3lzYq13AEJrs0PG5GGoZA1P– Dsw3jju8xjC5j9Xg71WxRUD7iWddKyX–nw9h1iF5r1GcFdi。

2. 典型国家基本药物政策

（1）坦桑尼亚

坦桑尼亚是非洲第一个采用基本药物概念的国家，目的是为了保证基本药物的可及性。截至 2001 年，其基本药物目录涵盖全国注册药物（1408 种人类药物、64 种动物药物）的 60%。基本药物采用集中采购的模式，采购方为药物存储部（medical stores department，MSD）。MSD 从政府获得购药资金，只采购列入基本药物目录的药品。公立医疗机构的药物全部由 MSD 供应，私立卫生机构的大部分药物也由 MSD 供应。由于 MSD 在药品供应方面的垄断地位，当地药品生产商很乐意在价格上给 MSD 多打折。因此，MSD 的药物价格平均是 1999 年《国际药物价格指南》（international drug price indicator guide）价格的 65%。医疗保险对《基本药物目录》的实施发挥了很大作用，政府健康保险只报销以 MSD 的价格列入基本药物目录的药物，社区健康基金只报销公共药房或卫生中心以及地方医院门诊部提供的药物，约 50% 的社区健康基金用于支付药品费用。政府的调控主要包括对药品生产商进行 GMP 检查以保证基本药物质量，成立国家质量控制实验室协助国家药物注册和药物监督以及协助 MSD 控制其提供药物的质量；通过国家所有的 MSD 集中采购配送基本药物，且 MSD 只负责采购，对其销售对象没有限制；政府主办的医疗保险只报销基本药物，社区健康基金只报销公共药房及地方医院门诊部的药物。

（2）津巴布韦

津巴布韦 1981 年颁布第 1 版基本药物目录（EDLIZ）草案，1985 年修订完成并正式推行，其中包含了全面诊疗指南。基本药物有 593 种。国家中心药房负责全部公共医疗机构的药物。由于基本药物品种多，难以实现全部药品的可及性，因此制定了 80% 可及的目标，将药物从低到高区分有限顺序，对其中 307 种关系生命存亡或一些特殊的、必需的或在极少情况下使用的药品做了标记，作为《补充药物目录》。国家中心药房对这些补充药物可能没有经常性储备，但由于其在基本药物目录中，所以可以通过国外进口获得。《基本药物目录》将药品划分为 5 类。为了促进药物合理使用，津巴布韦对基本药物目录进行广泛宣传、对使用者进行培训，同时为了便于携带查阅，将诊疗指南和基本药物目录合订成一本很小的、可装在口袋里的书。

（3）印度

印度医药行业有两个管理部门：化学品和化学肥料部下设石化品部和国家药品价格局，分别负责产业政策制定和药品价格控制；健康与家庭福利部下设中央药品标准控制组织（Central Drug Standard Control Organization），中央级的药品标准控制组织负责药品、化妆品和医疗器械的上市审批、特殊药品的生产许可、GMP 认证和不良反应监测等，各州的药品标准控制组织负责药品生产、流通的监管，包括药品生产和销售许可证的颁发、药品质量监管、药品召回等。

为了保证基本药物的可得性，印度自 1978 年开始颁布全国性的药物政策，核心内容之一是对药品价格进行控制。20 世纪 70 年代印度取消药品专利后大量仿制药出现，药品价格相应下降，甚至常常低于政府定价。政府逐渐认识到单纯价格控制并不能真正解决药品可得性问题，只有合理的价格才能保证市场上有足够的药品供应。因此开始逐步放松对药品价格的控制。1979 年价格控制的药品种类减少到 347 种，1986 年减少到 142 种，1995 年减少到 74 种（交易量占整个药品市场的 40%），2002 年进一步减少到最基本的 28 种（占市场份额的 19%）。实行价格管制的标准是：年销售额大于 500 万美元和市场份额大于 50% 的药品；年销售额 200 万～500 万美元但占 90% 市场份额的药品；刺激投资的药品。

德里是印度基本药物制度实施效果最好的地区。1994 年德里州政府、德里合理用药协会与 WHO 合作颁布《合理用药方案》，内容包括《基本药物目录》的遴选与使用；实行药品集中采购；制定并推广合理用药处方集；实施药品质量保证方案；对医生进行合理用药培训；向患者提供药品信息；制定与实施《标准治疗指南》；药品的广告和促销；开展促进基本药物和合理用药的研究；开展基本药物与合理用药的监督与评估等。门诊和住院分别使用各自的《基本药物目录》，第 1 版目录中包含 250 种医院用药和 100 种药房用药。1998 年药品种类为 330 种。药品实行集中招标，采购、存储和批发都有隶属于州政府的管理中心统一完成。规定医院只有 10% 的药品支出可以超出基本药物目录，一些专科医院可以达到 20%。政府经常派专家去医院检查门诊和住院患者处方里的基本药物所占的百分比。同时，政府多次面向医生、药剂师和药物储存人员开设合理用药培训，并通过媒体向大众进行宣传教育。

此外，印度政府认为仅仅对基本药物进行价格限制和促进医药行业的发展对于提高基本药物可及性是远远不够的。因此，于 2005 年开始"全国农村健康计划"，以加强农村地区的医疗体系，在政府医院中，患者都可以免费得到医生诊疗和基本常用药。

（4）南非

20 世纪 90 年代初南非医疗服务资源配置很不均衡，城乡差距大，私立部门覆盖人口少但消耗大量卫生资源。1993 年南非开始实施国家药品政策，涵盖以下几方面：立法，包括管制、注册、监督、质量控制及质量保证；定价和选择；采购和分配；合理用药；人力资源发展；研发；与国家和国际机构的技术合作；传统医学；监控和评价。卫生部设立基本药物目录委员会负责公共医疗部门的药物选择。目录分初级、二级、三级医疗机构三个水平。目录每两年更新一次，另有一个《补充药品目录》，专门针对一些特殊患者的需要。政府为保证所有人都能得到基本药物，在初级卫生保健中免费提供药品。所有公立医疗机构的药品需要统一招标采购。使用国家编码系统，建立全国统一的电子化和标准化国际招标采购系统，确保药品采购透明、公平和库存管理控制效率。全国统一采购，政府出资，采购对象仅限于在南非注册过的基本药品，签订合同后由省政府直接向药品供应商购买。目前要求公立配送系统每月至少给公立医疗机构配送一次药品，必要时可以采用私人配送系统。国家药品招标采购价格受到监管，并与国际价格相比较。药物信息中心会及时向社区药师、患者和普通群众提供合理用药的信息，并对卫生从业人员和公众进行基本药物合理使用的教育和培训。

（5）泰国[1]

泰国建立省级联合药品议价系统。对基本药物供应商资格预审机制。制定医院通用药品目录，包括300多个药品，每年审核。医院制定年度药品需求计划，集中并形成省级计划。报价最低者被确定为供应商，价格一年内有效。医院根据需求直接向中标公司提出订购计划，药品及账单直接送到医院，国家不建立中央药库。

（6）阿根廷[2]

阿根廷卫生体系包括三个部分：一是全民免费医疗制度，由公立医院向全民免费提供服务，但实际接受服务的对象主要是低收入群体。公立医疗卫生机构一般不具备独立法人地位，是卫生行政体系的组成部门，人员经费及运行维护经费等均由政府拨付，与所提供的服务没有直接关系。二是行业医

---

[1]　孙静：“基本药物理念与国家实践”，国家基本药物制度研究高级研修班讲义，2010年8月27日，北京。

[2]　孙志刚：“阿根廷、巴西医疗卫生体制考察报告”，新华网，2014年1月21日，http://news.xinhuanet.com/politics/2014−01/21/c_126036694.htm。“赴巴西、阿根廷卫生医疗体制考察报告”，公文易，2015年1月8日，http://www.govyi.com/fanwen/kaochabaogao/201501/fanwen_20150108160133_205713.shtml。

疗保险制度，主要面向工薪阶层，由定点医疗机构（包括公立和私立医疗机构）向参保者提供近乎免费的服务。三是商业医疗保险，主要面向高收入者。

阿根廷的财政体制分为中央政府、省政府和市政府三级财政。各级财政相对独立，都有各自的财政收入来源和支出项目。2001 年 12 月阿根廷爆发严重政治、经济和社会危机后，民众没有足够的财力购买药品，政府按照"中央采购门诊药品、省级采购住院药品"的原则要求，通过公立医疗系统向民众提供免费的药品服务。

卫生部和省卫生部门共同确定 100 种左右的门诊常用药品清单（主要包括抗生素以及糖尿病、高血压用药等），由卫生部采取公开招标的方式集中采购。这些药品大体能够满足公民的 80% 门诊用药需求，其余的 20% 门诊用药由省级采购或者患者自行采购补齐。采购工作由卫生部采购处负责。采购完成之后，由卫生部招标私营公司负责中标药品的仓储、运输、分包等工作。同时卫生部建立监督管理制度，保证药品得到合理调配，不发生积压、过期等现象。免费住院药品由各省自行采购，向公民免费提供，平均涵盖 350 种左右的药品。总的发展趋势是，由各省联合集中采购这些药品，一些采购不到的药品，则可由医院自行采购。

为了避免免费药品出现浪费现象，阿根廷主要采取了四项措施：一是注重对医务人员进行教育培训，做到合理使用药品。二是注重对社会和公民进行合理用药知识的宣传和指导。三是严格对医生开药的管理，所开具的药品在用量上只能使用到病人下次复诊为止。四是在药品外包装上印制禁止出售的字样。

（7）巴西[①]

巴西 1988 年颁布新宪法开始推行全民统一医疗体系（SUS），规定健康

---

① 孙志刚："阿根廷、巴西医疗卫生体制考察报告"，新华网，2014 年 1 月 21 日，http://news.xinhuanet.com/politics/2014-01/21/c_126036694.htm。"赴巴西、阿根廷卫生医疗体制考察报告"，公文易，2015 年 1 月 8 日，http://www.govyi.com/fanwen/kaochabaogao/201501/fanwen_20150108160133_205713.shtml。

是所有公民的权利和国家的责任，不分种族、宗教信仰和社会经济状况，每一个巴西公民都有权利得到政府各级医疗机构的免费医疗。全民统一医疗体系由全国所有的公立医院、初级卫生保健机构、急救点、医疗点和一些提供公共服务的私立医院构成，覆盖 90% 以上人口。巴西对公立医疗机构实行国家预算管理体制。各个公立医疗卫生机构并不具备独立法人地位，也不是一个独立核算单位，所有费用由政府安排预算。其医、技、护人员均是政府卫生部门的雇员，日常运营维护经费由政府核定并按期拨付，药品耗材等由卫生部门组织集中招标采购，根据需要分别配送各公立医疗卫生机构。

巴西确定了 189 种基本药物向民众免费提供，主要包括高血压、糖尿病、哮喘等常见疾病所需药品，年人均所需经费约 10 雷亚尔（约等于 5 美元），其中联邦政府承担 5.1 雷亚尔，其余部分由州、市政府负责。药品采购由各市负责。由于胰岛素只有两家外国制药公司提供，则由卫生部负责统一采购。同时，巴西确定罕见病药物 79 种，经过集中采购后价格已经下降到市场价格的一半左右。近年来，巴西推出"公民药店计划"，对于一些规定范围内的药品由全国 8 万个药店供应，所需费用的 10% 由个人支付，政府承担 90%，高血压、糖尿病和哮喘所需药品则免费供应。

（8）澳大利亚

澳大利亚的药品津贴计划（PBS）不是典型的基本药物制度，但其基本架构和发展历程与基本药物制度有相似之处，因此不少有关基本药物制度的研究也将其经验纳入参照范围。药品津贴计划（PBS）的雏形始于 1948 年，设立的初衷是为了保障以盘尼西林为主的几种抗生素的使用，1953 年正式公布后的第一版包含 139 种药品，目前药品津贴计划（PBS）已涵盖澳大利亚药品市场上的绝大多数产品。

澳大利亚基本药物政策主要通过医保报销形式来实现。理论上，在澳大利亚上市的任何药品都可以自主定价，但如果想得到全民健康保险的报销，则必须进入药品津贴计划（PBS）的药品目录。厂商首先要提供药品疗效方面的详细数据，经过严格审批后确定能否进入 PBS 报销目录，进入之后再由药品保险定价机构与厂商进行价格谈判并向卫生部提供价格和费用的相关资料。政府最终确定价格的依据之一是药物经济学评价中所使用的价格，药品价格与临床疗效有关，而不是与生产商的成本或药物的可得性及利润相关。政府作为大买家通过集中统一采购方式，可以成功控制药品价格，特别是新药的价格。据统计，澳大利亚药品价格比 OECD 国家药品平均价格低 30% ~ 40%。

（9）小结

WHO 提出基本药物的概念核心在于保障国民药品的可获得性。尽管后来增加了合理用药等理念，但经济可及性仍是其核心。发展中国家目标在于保障药品供应，发达国家目标在于推动合理用药。不论发展中国家还是发达国家，建立公共筹资机制、通过政府补贴等方式，保障国民获得都是基本药物政策的核心。

附表 2 典型国家基本药物政策

国家	基本药物目录	采购供应	使用及付费	合理用药
坦桑尼亚	涵盖全国注册药品（1408种人类药物、64种动物药物）60%	集中采购 采购方：药物存储部（MSD） 资金来源：政府 供应：公立医疗机构全部由MSD供应，私立大部分由MSD供应	政府健康保险只报销以MSD价格列入目录的药物；社区健康保险只报销公共药房及地方医院门诊部药物	
津巴布韦	593种，制定了80%可及目标	国家中心药房负责全部公共医疗机构药物		药品分为5类，不同级别医疗机构使用不同类别 对基本药物广泛宣传，对使用者进行培训
印度（德里）	330种（1998年）	由隶属于州政府的管理中心统一完成采购、存储、批发	政府医院中，患者可以免费得到医生诊疗和基本常用药	医院只有10%药品支出可以超过基本药物目录，专科医院可达到20% 对医生进行培训，向患者提供药品信息

续表

国家	基本药物目录	采购供应	使用及付费	合理用药
南非		所有公立医疗机构药品统一招标政府出资，建立全国统一的电子化和标准化国际招标采购系统，省级集中配送（公立配送系统+必要时私人配送）	公立基层医疗机构免费提供基本药物	药物信息中心向社区药师、患者、普通群众提供合理用药信息，对从业人员进行教育培训
阿根廷	100种左右门诊常用药满足80%门诊需求350种住院常用药	中央采购门诊药品、省级采购住院药品	住院药品免费提供	对医务人员进行教育培训；对社会和公民进行知识的宣传和指导；严格对医生开药的管理；在药品外包装上印制禁止出售的字样
巴西	189种	基本药品采购由各市负责79种罕见病药物集中采购价格下降一半胰岛素药物只有两家外国公司生产，政府集中采购	全国统一免费医疗制度公立医院可免费获得药品，但种类有限推行"公民药店计划"，对于一些规定范围内的药品由药店供应，所需费用的10%由个人支付，政府承担90%	

药品的特殊性、国际经验及对中国的启示

药品生产、流通体制是医疗卫生体制的重要组成部分，关系到医疗卫生改革的成败。为了持续推动药品生产、流通体制改革深入进行，并对我国医改起到重要支撑作用，就有必要从药品的基本属性出发，总结药品生产、流通体制的一般规律和国际普遍做法，并对我国药品政策的经验教训进行总结。

一、药品的特殊性和药品政策核心目标

药品具有一般商品的属性，在市场经济条件下，生产、交易环节都是放开的，可以充分竞争。但是，药品也具有不同于一般消费品的特殊属性，具有必需品属性和专用性。可以说，正是药品的特殊性决定了药品政策的核心目标。

（一）药品的特殊性在于其必需品属性和专用性

药品和食品既有相同之处，也有不同之处。两者相同之处在于，每一个社会成员都有可能罹患疾病，因此，药品与食品一样，是人类生存的必需品，各国政府都有保障供应并确保质量安全的最终责任。两者不同之处在于，一是不同食品之间可替代性很强，而很多药品缺乏可替代性，这就导致作为必需品的药品，价格弹性很低，为了治疗疾病，人们甚至不惜倾家荡产，因而

必须通过一定的制度安排防范囤积居奇、价格垄断和欺诈；二是受疾病发生率和人群数量影响，药品需求通常具有上限。因此，必须通过一定的制度安排，在确保有药可用的同时，避免过度供给形成资源浪费。

为了确保药品的供应，政府主要通过药品上市许可目录的方式进行管理，目录包括允许在国内生产上市的药品和允许进口上市的药品，代表了该国药品供应的潜在可能。药品上市许可目录必须对应该国的疾病谱，还要和医疗卫生政策、医药产业政策相衔接。因此，制定或修订药品上市许可目录时，既要列入与疾病谱相对应的首选药、优选药，也要适时剔除成本效益比不佳或毒副作用不达标的品种。

在常规的药品上市许可目录管理之外，对于必需但保障供给不足的药品，政府可以根据不同情况进行干预，确保药品供应和可获得。其一，由于疾病谱差异，不同药品的用量可能存在巨大差异，对于用量过少而不易形成稳定产能但又必需的药品，也就是通常所说的"孤儿药"，需要定点生产、补贴生产、国家储备等特殊的保障供给政策；其二，对于一些急需但又价格过高难以承受的专利药，根据国际惯例，主要从药品的必需品属性和人道主义原则出发，在特殊时期，国家有权利采取特殊手段保护公众用药安全，比如强仿[①]。

由于药品本身或多或少都会具有毒副作用，又涉及生命安全，因此，必须通过一定的制度安排保障药品质量特别是安全性。各国都以用法、有效期、存储等为重点，实施最严格的用途管制。从发达国家实践看，事前的药品质量监测和事中、事后的药品不良反应信息收集等，已经作为公共品向全社会提供。

药品的另一个特殊性是专用性。一方面，对于任何一种疾病或是多种疾病构成的并发症，可用的药品都是有限的；对于任何一种药物来说，适用的

---

① 20世纪90年代，因艾滋病高效抗逆转录病毒治疗（HAART，即鸡尾酒疗法）人年均用药支出高达12000美元，巴西政府基于人道主义原则率先强仿，将费用降至原来的1/3，每年因艾滋病死亡人数也下降了近2/3，这一行动获得了联合国及全球舆论肯定，被确立为国际惯例。

疾病和症状也是有限的。另一方面，药品使用也需要由专业人士指导。用于无需医生处方、非医疗专业人员也能安全使用、可以快速见效的普通疾病，且经过长期实践检验确认有稳定的疗效和安全性的药品，才可批准为可零售的非处方药（OTC 药品）。

（二）药品的特殊性决定了药品政策的核心目标

基于药品的必需品属性和专用性，WHO 提出了药品政策的四个核心目标：有药可用、用放心药、用的起药和合理用药。此外，保障医药产业健康发展和创新能力也很重要。为了实现上述主要目标，就需要综合性制度安排，或者说针对不同目标，在不同的环节，突出不同的制度安排和干预重点。可以说，在药品领域，没有任何单一政策能够解决所有问题，药品政策天然就是包括创新、生产、流通、价格、用药在内的全链条综合管理政策。

WHO 提出的药品政策核心目标，对于各国都是适用的。虽然不同经济发展阶段以及不同的医疗卫生体制下，药品政策的重点、具体做法可能存在差异，但核心目标不应存在差异。

二、基于药品特殊性的核心制度安排

由于药品具有必需性和专用性，在药品的上市许可审批、生产、流通、使用以及定价等所有环节中，都需要相应的核心制度安排，以确保能够实现"有药可用、用放心药、用的起药和合理用药"的药品政策核心目标。

（一）在上市许可审批、质量监管和生产环节，核心是管好安全和有效这两项标准

基于药品的必需性和专用性，一种药品要上市，必须经过上市许可审批，也就是通常所说的药品审批。获得审批必须同时满足两项标准：首要标准是有效，也就是疗效好或更好；其次是安全，即毒副作用可控可接受。

就满足安全标准而言，首先，药品总体上是可检测的。现代社会使用的药品多数为化学药、生物药，是近现代科学研究的产物，其生产过程、产品质量、疗效及毒副作用可以进行科学检测。其次，鉴于药品直接关乎健康乃至生命，必须严格打击伪劣药品，淘汰疗效不佳或副作用明显的药品。而且，随着认识的不断进步，当时疗效得到认可、副作用可控可接受的药品，受科研进步及经济社会发展等影响，也可能一段时期后在疗效、毒副作用等方面被否定，因此，需要建立动态的淘汰机制。

就满足有效标准而言，可以具体区分为一般和特殊两层标准：一般意义上的有效标准是指疗效和毒副作用可控方面不低于已有的药品，满足一般意义上的有效标准，则可列入仿制药范畴；特殊意义上的有效标准是指疗效或毒副作用可控方面更好的药品，满足这一标准，则可列入新药范畴。

（二）在新药和仿制药的上市许可审批中，核心是把握好原始创新和仿制许可的关系

在全球药品产业和药品市场中，新药就是专利药新药，大致分为两类：一类是解决以前不能治疗的疾病的新药，解决的是"有没有"的问题；还有一类是比以前所用药品疗效更好的新药，解决的是"好不好"的问题。从国际看，以化学药、生物药为主的现代药品产业，通过不断研发新药，已经形成了从创新驱动到赢得较好市场回报后再加大研发投入以获得更大利润的良性循环。

新药研发通常需要大量知识和资金投入，走完上市流程还需要提供充分、可信的证据，投入可谓巨大。但是，按照现代技术水平，几乎所有新药出现后，很多医药企业都有能力仿制，且仿制药成本大大低于原研药成本。同时，在药品制备工艺过关的情况下，仿制药的质量也未必低于原研药，仿制药有可能与原研药同等甚至更佳。

因此，平衡好原始创新与仿制许可的关系非常重要。这不仅关系到药企和药企的关系，即是否允许研发专利药的企业获得显著超出行业平均利润率

的超额利润率；也关系到药企利益和公众利益的关系，关系到医疗总费用中药品资金比例多大、在药品资金确定的情况下保障基本用药和促进新药研发的比例应如何确定等核心利益问题。

为了处理好原始创新和仿制许可关系，一方面，必须设计一套制度体系鼓励创新，让创新企业获得合理利润，继续保持创新活动；另一方面，也不可保护过度，否则就会出现市场与价格垄断，导致很多人用不起药。当然，为了保障质量，不论是专利药还是仿制药，都必须依靠严格的质量监管体系（主要是政府或专业机构组织的一致性评价）与有效的生产组织体系（包括企业自身的技术、能力与质量管控）予以保障。

（三）在药品定价机制中，核心是建立政府主导、依托医保的价格控制

药品作为企业生产出来的商品，是有价格的，而且价格也是与供求关系密切相连的。但是，由于药品的必需品属性，对个人而言药品缺乏价格弹性，因此，靠消费者自主选择很难形成均衡价格。同时，研发成本的不透明，也使得政府对药品价格进行有效直接管控的手段较为有限。而且，由于医生、药师在药品使用方面对于药品品种、数量等具有主导权，医和药发生利益关联后，药品的供求关系很难避免被扭曲。

但是，随着医疗保障制度的建立，这一难题得到有效解决：一方面，医保作为参保人员集体利益的代表与药企协商价格，解决了个人缺乏谈判和选择能力的问题；另一方面，医保越过了医疗服务系统，直接和药品生产商流通商协商，也在很大程度上减少了医和药发生利益联系的空间。而且，从更宏观的层面看，建立医疗保险制度（或通过公共财政筹资实现全民医保），实现疾病治疗与药品费用的风险共担，是解决"用得起药"的根本解决途径。

医保实施价格控制，主要依靠药品报销目录（保障目录）和设定支付价。就制定药品报销目录而言，由于现代医药生产技术不断发展，各种新药（包括治疗技术）不断涌现，而无论是公共财政筹资还是医疗保险筹资，能力总

是相对有限，并不能保证所有药品（技术）都能够纳入医疗保障的范围。因此，必须结合保障能力，在各种药品中进行一个选择，并依据保障能力的变化及药品产品结构变化进行调整。核心原则是选择可支付且性价比高的药物种类组合，形成保障目录，或建立专门的药品保障体系[①]。筛选的基本方法是药物经济学评价。

就设定支付价而言，需要强调的是，医保或医疗机构集体谈判的价格为协议采购价或实际采购价，这与患者最终需要支付的价格（即患者自付部分）是两回事，两个价格的供方和需方完全不同。前者是市场交易价格，后者是保障制度发挥作用后的价格，可以向患者免费，也可以少量收费。

具体而言，在医保部门有效约束医疗服务系统，使药品成为医疗机构"成本端"的前提下，医保发挥价格控制作用有多种方式。比如，通过医保部门（或在税收筹资体制下政府主导的部门）这一集体购买方，结合支付能力、相对稳定的使用数量及周期，参考周边市场价格及其他因素，与生产厂家进行谈判协商；或是医疗机构联合起来，通过集体谈判，形成一个相对合理的采购价格。在谈判方式上，针对独家产品、多家厂商共同生产的产品以及是否有类似可替代性的产品，也存在差异。对有多家厂商共同生产的产品以及有类似的可替代性较强的产品，采购方具有更大的主动权；独家产品则厂商有更大的主动权。

无论是医保机构采购还是医疗服务机构联合采购，主要针对的是进入保障目录的药品。非医保目录内的药品，更多靠企业自主定价。患者依据自身能力自我选择，属于私人消费品。随公共筹资能力的提升，可通过调整医保的药品报销目录和医保定点机构范围，并对一些高价药采取特殊的采购模式。

（四）在药品的生产和流通环节，核心是确保市场开放、公平竞争

在药品的生产环节，由于很多药品都可以集中生产，一家或数家生产企业就能够满足一个国家、大区甚至全球的需求，即使是部分物流运输成本比

[①]　比如建立基本药物政策，确保所有人（不论贫富）都能够获得基本药物。

重较高的药品，可能需要较多的厂家供应，但这也可以是集团化的生产体系来供应。因此，在充分竞争的开放市场中，很可能形成较高的产业集中度，从全球药品产业情况看也是如此。

在药品的流通环节，由于患者广泛分布于全国不同地区，而且药品对运输、储藏具有特殊要求（比如冷链、安全管理），再加上药品销售周期中通常需要由流通商垫款和结算，因此，必须在生产、配送、分销之间形成协作与分工，最终形成全国性的药品流通网络。需要强调的是，虽然药品配送、分销在一定程度上有别于其他物流企业的资质要求特点，但总体上仍是一般物流贸易，在开放市场的前提下，不可能也不应有过高的利润，更不能形成贸易垄断[①]。

（五）在药品使用环节，核心是切断医和药的利益联系，推进合理用药

药品的使用方式不同于包括食品在内的一般消费品，患者的判断、选择能力非常有限，必须在医生和药师的指导下使用。也就是说，药品的用法必须服从疾病的疗法，反之，疾病的疗法也必须借助药品用法的配合，这就需要具有专业知识和职业资质的医生和药师相互配合。

针对药品的特殊消费模式，必须通过综合性手段，既要防范医药合谋过度用药（防滥用），核心是切断医生和药师的利益联系，通过相互制衡，避免医生在用药方面权力过大甚至垄断；也要建立严格的诊疗规范，通过医师、药师的合作，尽可能选择最佳用药方式（防错用）。

三、具体环节的国际普遍做法

基于药品的特殊属性，从国际看，在药品的审批和质量监管、价格形成

① 从经济史和现代国家实践看，对必需品的垄断，要么只能由政府指定经营机构，要么完全不允许垄断。

机制、生产流通、使用等方面，实践过程中形成了行之有效的普遍做法。

（一）审批和质量监管

从全球看，对于药品特殊性的认识，有一个逐渐深化的过程，这一点尤其反映在药品审批和质量监管制度的建设和完善上。起初，在 20 世纪初期以前的自由放任市场经济体制中，大多数国家并没有建立药品审批和质量监管制度，或是已建立制度但流于形式，基本上将药品和一般商品混同管理。正是因为 20 世纪以来全球范围内多次药品重大质量事故的惨痛教训，凸显了药品相对于一般商品的特殊性以及政府的特殊责任[①]，倒逼各国建立和变革药品审批和质量制度。

1. 审批和质量监管

药品审批和质量监管的核心标准是安全性和有效性，而且总的来看各国都有标准不断发展、就高不就低的倾向[②]，这正是现代药品审批和质量监管制度的源头和范本——美国药品审批和质量监管制度[③]在长期实践中确立的根本性原则。1938 年磺胺药剂致死 107 人的事件爆发后，美国确立了药品审批的安全性标准，由美国食品药品监督管理局（FDA）具体实施；1961 年"反应停"（沙利度胺）事件爆发后，又规定药品审批必须同时满足安全性和有效性标准。

---

① 例如，FDA 不断向消费者及医师公开承诺，获得 FDA 审批的药品是可以放心使用的药品。

② 例如，FDA 在药品安全方面实施的就是最优标准，而不是最低标准。法学家 Robert L. Rabin 指出，在美国侵权法理论和实践中，之所以司法系统对 FDA 实施的政府规制给予尊重，其中一个重要的原因是 FDA 为安全设立的是最优标准，而不是最低标准。

③ 1961 年"反应停"（沙利度胺）事件是 20 世纪影响最大的药品安全事故，这一事故在美国和其他发达国家后果截然不同。沙利度胺是德国药企生产的药品，可以抑制孕期反应。在美国申请上市时，因美国在磺胺药剂事件后已建立有效的审批监管制度，而且 FDA 的药品审评人员尽职尽责，要求必须通过严格的临床实验，因而一直未获审批；与此同时，在没有进行严格的动物实验和没有进行孕妇临床实验的情况下，沙利度胺在欧洲和日本均获准上市，原因是这些发达国家当时还没有建立严格的审批监管制度，而且二战后还采取了鼓励药品产业发展的产业政策导向，药品很容易获批上市。沙利度胺事件的影响是其他发达国家上万名新生儿发生畸形。事件发生后，各国以美国相关制度、法规和机构设置（FDA）为范本，普遍建立严格的药品审批和质量监管制度。

为了强化药品审批和质量监管，在行政监管之外，发达国家还普遍鼓励消费者自下而上的监管。一是在立法上高度重视消费者权益。发达国家侵权法范畴中，药品以及食品具有特殊的地位，对企业的侵权责任认定也最为严格。一旦出现药品、食品方面的重大安全事故，通常都会引发相关立法和监管体制机制的重大升级。二是鼓励消费者的自发监督。药品以及药品安全是发达国家市民团体的监督重点，也是作为第三方的非营利机构的关注重点，我国台湾、香港借鉴发达国家经验设立的消保会、食安会，效果也非常好。鼓励消费者监督的理由是，消费者团体或个体发起的侵权诉讼，以及社团发起的日常监督活动，不仅是为了维护自身权益，也是在维护公共利益，理应受到鼓励[①]。

2. 专利药和创新药

从全球看，药品审批一般采取分类管理：新药特指专利药新药，有品牌，有设期限的市场独占权；仿制药一般使用通用名，无品牌。确定专利药新药的依据是安全和更有效，药品专利包括产品专利、制备工艺专利、用途专利。因此，除了拥有市场独占权，专利药还具有品牌的独特优势。

如前所述，药品上市许可审批的核心是处理好仿制药和专利药的关系。为了处理好品牌药企和仿制药企之间、保护公众利益和鼓励创新之间的利益矛盾，药品审批的核心目标就是在保障基本用药供应（有药可用、用放心药、用得起药）的前提下，同时在医保资金平衡和医药市场健康发展的前提下，不断研发新药，保障药品产业的活力。

处理好仿制药和专利药的关系，一是要正确认识哪些创新应该保护，哪些不应该保护，发达国家保护专利药，保护的是市场独占权，但不保护技术垄断，反而鼓励可竞争、可替代的技术储备。这是因为，药品专利期长，而且可以是产品专利、制备工艺专利、用途专利等多种专利的组合，因而专利

---

① 例如，日本在森永毒奶粉事件明确责任后，于 1968 年出台《消费者保护基本法》，强调对消费者的保护；2004 年修订为《消费者基本法》，除了继续加强对消费者的保护，还明确提出，消费者有维护社会公益的社会责任，鼓励消费者主动监督厂商侵权行为。

药的实际有效时间可能很长，从而妨碍了仿制药的上市。为了平衡利益，发达国家在专利药的专利期限内保护市场独占权，但不保护其技术研发的垄断权，允许甚至鼓励仿制药研发，这方面的里程碑是美国 1984 年药品价格竞争与专利期补偿法案①（the Waxman-Hatch Act），对其他国家影响很大，欧洲、东亚发达国家和地区及澳大利亚都出台了类似的法律。二是为了平衡利益，专利药扣除审批时间后的专利实际有效期也不应过短，否则也会伤害到新药研发的积极性。一方面，发达国家药品审批能力强，普遍建立了专业的审批机构和人员队伍，专利药审批时间一般在 5 ~ 6 年，避免了周期过长；另一方面，在法律法规上也给予补偿手段，美国 1984 年药品价格竞争与专利期补偿法案也规定，如果专利药新药申请（NDA）时间过长，专利药厂可以申请 5 年延长期作为补偿。

（二）价格形成机制

1. 药品价格形成机制的核心功能和政策目标

如前所述，药品既是商品，又是必需品，因而药品缺乏价格弹性，再加上药品需求关系的不确定性（不同地域、不同人群所需药品品种、数量均有不确定性），完全依靠市场机制，既难以自发形成均衡价格，又难以保障药品的可获得性，因此，价格控制成为药品价格形成机制最核心的功能。

就药品价格相关的数量而言，需要明确的一个基本常识是，健康是买不来的，不是药品支出越多越健康，药品的使用量应当与国民健康水平的宏观绩效挂钩。因此，药品价格形成机制的政策目标是在药品支出合理的前提下，最大程度提升国民健康水平。基于这一点，药品支出在医疗总费用中的比重

---

①　1962 年反应停事件后出台的 Kefauver-Harris 法案规定，仿制药只能在专利药专利到期后才能研制和申请，且需要做临床试验。由于矫枉过正，美国 1962 ~ 1983 年有 150 个专利药到期后没有仿制药上市。美国 1984 年药品价格竞争与专利期补偿法案建立了仿制药简易申请制度（ANDA），在专利药期满之前，仿制药企业可以提交申请、进行生物等效性试验，而且可以直接引用该专利药之前进行的临床试验数据，这一点极大地加速了仿制药上市速度。为了鼓励仿制药研发，还对首仿药给予 180 天的市场保护期，并设置了 30 个月的专利诉讼截止期。

是政策干预的重点。同时，药品价格形成机制也要兼顾药品产业健康发展的目标。

为了实现上述主、次目标，药品价格形成机制重点要解决好两个问题：一是药品的筹资和使用，供方的药品支出要合理（资金可承受、可持续、物有所值），需方的分担（即自付部分）也要合理（既要确保药品的可获得，也要避免浪费）；二是仿制药和专利药的关系，在确保能够以合理成本实现基本药品供应的前提下，兼顾对新药研发和使用的激励。

2. 政府主导的价格控制

从国际看，药品定价机制最突出的特点是普遍实施了政府主导的价格控制。绝大部分 OECD 国家都采取了不同形式的药品价格控制。法定的控制手段包括政府直接定价、设定社会保险药品目录和价格、价格折扣、价格冻结、限定药企及批发和零售商利润率、仿制药对标递减定价、市场询价、限定药企营销费用等[1]。需要说明的是，药品价格控制是相对于药品采购的前置干预；相应地，药品费用成为医疗机构成本，是相对于药品采购的后置干预。由于发达国家药品定价形成机制具备了价格控制功能，因此，采购并非其政策干预的重点。

从国际看，政府主导的价格干预主要有两类。一是基于总额控制的药品定价干预，重点放在对总体价格水平的管控。其原因是，医疗既是消费，也关系到对人力资本的保护，把握平衡点很重要，因而对医疗总费用增长的控制是现代国家政府普遍的干预重点，总额控制也就相应延伸到药品定价机制中。例如，为了限制药品成本的迅速上升，根据法律授权许可，德国政府2010 ~ 2017 年实施了长期的药品价格冻结，同时强制生产商给予价格折扣，法国更是建立了直接与医保基金平衡挂钩的药品价格削减机制。

二是基于药品质量和药物经济学评估的药品定价干预，重点放在对细分品种价格的分类干预。一般的做法是根据专业机构的长期监测评估结果，对

---

[1]　OECD: Pharmaceutical Pricing Policies in a Global Market, 2008.

同一类药品中成本疗效比好和一般的品种进行区别定价，并通过定价机制或市场准入机制淘汰成本疗效比差的品种。澳大利亚药品福利咨询委员会（PBAC）在1988年率先确立了这一模式，并对其他发达国家产生了较大影响①。

3. 依托医保药品目录和支付价的价格控制

由于药品缺乏价格弹性，以及药品需求关系的不确定性，需要作为药品筹资、支出主体的医保，作为集体购买方和独立付费方，在药品价格形成机制中发挥主导作用。因此，在药品费用筹资和药品采购之间起到中间桥梁作用的医保定价（即医保药品目录和医保支付价），成为最突出的价格控制手段。

要理解医保药品目录和支付价之所以能够发挥关键的价格控制作用，就需要对采购计划和采购行为进行区分。医保支付价本质上是基于采购计划的有约束力的价格控制，明确了潜在的采购对象（目录药品）和意向性的价格（医保支付价）。采购计划决定的价格并不一定等同于采购行为的价格，原因是药品需求具有不确定性，只有在具体采购行为（无论是集中采购还是分散采购）中，药品需求的具体品种及其数量才是确定的，按照量价挂钩的原则，在采购计划的约束下，具体采购行为的价格完全可以具体制定。因此，从发达国家经验看，在对药品定价进行前置和后置的控制后，也就是对药品价格"入口"和"出口"进行干预后，对于药品的具体采购行为中是否允许二次议价等问题，并无限制的必要，这反而更有利于通过确定的供求关系发现实时的交易价格。

4. 综合的定价方式

在药品采购中，基于需求定价和基于成本定价是主要的定价方式②。药企倾向于主张基于成本低价，这一点在专利药定价上更突出，但在药企研发

---

① 20世纪90年代以来，在PBAC的带动下，按照周期内药品使用成本进行成本比较而不是简单按照药品单价比较成本的理念逐步确立，这对社会保险药品报销目录设定乃至世卫组织制定基本药物目录都产生了重要影响，使一些单价很高的专利药也能够进入这类目录。

② 斯威泽（Stuart O. Schweitzer）编著：《药物经济与政策》（第2版），曾渝等译，人民卫生出版社2014年版。

成本测算方面争议很大，很难靠成本法进行价格管控；采购方倾向于基于需求定价，也就是利用供求关系发现价格，这一点在仿制药定价上得到广泛使用，但在专利药定价方面，特别是初始价格设定方面，往往需要在两种定价方式中取得平衡。

由于选择任何一种定价方式都各有其利弊，以及考虑到降低交易成本，还可以通过历史价格或对市场询价的变通方式来设置参考价格。在实践过程中，由于药品作为必需品的重要性，以及药品所涉及的整个医疗卫生体系及药品产业的复杂性，发达国家和发展中国家普遍采取了综合的定价方式来设置药品采购的参考价格，同时根据医保基金精算平衡、药品供求关系、药品经济学评价等进行动态调整。

（三）药品生产流通

1. 产业政策重点

药品生产流通的产业政策和其他商品领域基本一致：在树立质量为核心的竞争导向后，主要依靠市场机制优胜劣汰，政府并不进行额外、特殊的计划管理和调控。此外，需要强调的是，虽然生产和流通的产业标准在不断升级，但都是合规既可准入，产业调控并非其固有功能。

政府对药品生产流通进行干预的重点主要有以下方面：一是难以保障供应的药品，如"孤儿药"或独家经营的专利药，可以通过组织生产、价格谈判等解决；二是需要严格管制的特殊药品，如精神疾病药品、麻醉药品等；三是科研、创新等正外部性强的环节，不应局限于产业政策的范畴，核心是建立包括药品市场环境、产学研结合、资本市场及法律法规等一整套支持创新的制度安排[1]。

---

[1] 这方面的典范是美国20世纪70年代末80年代初形成的有利于药品以及其他高科技产业创新驱动的一整套制度安排，特别是拜—杜法案（Bayh-Dole Act）、斯—怀法案（Stevenson-Wydler Act）、《小型企业创新进步法》（Small Business Innovation Development Act）等，以及药品上市许可人制度（MAH）。

2. 产业集中度和错位竞争

如前所述，发达国家对药品生产流通业的干预重点是保障充分竞争的开放市场环境，生产领域集中度高是市场机制作用的产物。但是，在生产领域集中度高的同时，药品研发领域的开放程度和竞争程度也很高，大量中小企业从事相关的生产性服务，与有资金、销售渠道优势的大药企是优势互补、相辅相成的关系，产、学、研结合效果良好，这与药品上市许可人制度（MAH）的制度创新有很大关系。

在流通领域，由于药品配送需要提供覆盖全国的普遍网络服务，只有大企业才能胜任，规模小的企业只能选择细分市场错位竞争。因此，药品流通领域的共性特点是费率和平均利润率低，市场集中度很高，甚至显著超过了生产领域 ①。

（四）药品使用

发达国家推进合理用药，核心是控制两种不合理用药：一是由于医生、药师知识及能力等不足导致的不合理用药，也就是主观上无意的过失行为；二是完全由医生主导，或是医生和药师合谋，出于利益动机、谋求最大利润的不合理用药，这是主观上有意的过失行为。

发达国家干预的重点主要是出于利益动机的不合理用药，核心是管好医疗服务系统。其一，对于医疗机构，主要通过严格临床路径、支付方式、药品目录等，将药品费用控制为医院成本端，推动医疗机构合理用药。其二，对于医生，则采取了有奖有罚的激励和约束方式：一方面，通过处方审核、诊疗行为监测、不良反应监测等，对医生违规用药进行处罚，严重的吊销医师执照，让医生不敢违规用药；另一方面，通过医生培养、合规用药奖励等，

---

① OECD: Pharmaceutical Pricing Policies in a Global Market, 2008。美国药品批发业的演变就是一个范例，经过充分竞争和兼并，美国药品批发企业数量从 20 世纪 70 年代的 200 家左右缩小到目前 50 家左右，96% 的市场份额集中在 McKesson、Cardinal、AmerisourceBergen 这三家，平均费率一般不超过药品零售价的 5%，平均利润率在药品零售价的 1% 左右。

以正向激励的方式，让医生不想违规用药。其三，通过医药分离，使医生和药师相互制衡，核心是将两者利益分开，医和药没有利益联系，医生收入和用药脱钩，而不是医院和药房简单的物理分离。此外，对于因知识、能力不足导致的不合理用药，则主要通过医药分离进行干预（主要考察抗生素使用率等指标），减小用错药的概率。

四、中国的经验和教训

与国际上药品及药品政策的一般规律和普遍经验对比，我国计划经济时期基本上实现了药品政策核心目标，改革开放以来由于认识不清、利益机制扭曲，在药品政策实践中走了一段弯路。要解决药品领域的问题，只有在解决医疗服务系统公益性问题的前提下，尊重药品领域的客观规律，理顺政府和市场关系，改革才有可能取得实质性成效。

（一）计划经济时期，我国药品生产流通体制基本上实现了"有药可用、用放心药、用的起药、合理用药"

新中国成立以来到改革开放前，在药品研发、生产领域，以保障药品供应、实现进口替代为重点，政府对包括西药和中药的所有药品实施统一的计划管理，并组织相关科研机构和高等院校开展研发。在药品流通领域，建立了集中、统一的三级批发体系，化学药按计划调拨，中药实施分类管理、差额调拨。在药品价格形成机制方面，主要采取政府直接定价的办法：化学药由中央政府制定；中药材中重要的由中央政府制定（二类中药），一般的由地方政府制定（三类中药）。从整体上看，政府对药品价格和利润实施了严格的控制，而且在政府主导下进行了多次降价，药企普遍微利经营。

之所以计划经济时期我国能够实现药品政策核心目标，关键还在于，在政府的严格约束下，医和药没有明显利益联系。当时的医疗服务系统由政府或集体经济组织设立，实施严格的计划管理，药品收入和医疗机构收入、医务人员收入之间没有关系。

（二）计划经济时期药品产业也存在微观刺激不足、整体能力不足、低水平重复建设的问题

虽然成就很大，但药品产业也存在一些和其他领域国企一样的共性问题。一是制药企业也存在管理体制僵化、政企不分、企业办社会等通病，微观刺激不足、企业缺乏活力的问题普遍存在。二是从整体上看，研发、制备工艺等能力不足是明显的能力短板，这一点尤其表现在研发能力不强，以仿制药为主，自主研发的新药极少①。三是受 1949 年以来第一次分权改革（1958 ~ 1963 年）以及"四五计划"期间"五小工业"建设带动等影响，药品企业遍地开花、重复建设的"小散、乱"现象日趋严重，改革前我国就已有 3000 多家制药企业，这是后来我国药品市场出现严重分割的重要原因。

（三）改革以来，我国药品政策发生了很大调整，产生了很多新的问题

改革开放以来，我国药品政策发生了方向性的重大调整。在药品生产领域，完全采取近于自由放任的市场体制，制药企业以利润为中心开展经营活动，不同经济成分都可以参与，再加上很多地方还将药品产业作为经济增长的支柱产业，在产业政策上尽可能给予扶持，市场准入门槛在实际操作中放得很低，低水平重复建设现象日趋严峻。在价格形成机制和药品流通方面，药品价格短时期内迅速放开，在生产、流通环节都可以自由定价；市场交易也从严格的计划管理转向"多对多"，市场秩序混乱，现金交易、回扣等盛行，一些地方出现了批发代理商独大、"渠道为王"的现象。

与此同时，医疗服务系统和药品产业出现了明显的利益联系，这使得药品问题成为中国医改的一个突出问题。问题的原因是清晰的，政府简单套用

---

① 我国计划经济时期得到国际公认的新药只有青蒿素一种，而且青蒿素也是政府组织科研院所集体攻关的成果，并不是制药企业自主研发的新药。

经济领域改革逻辑对医疗服务系统进行全面改革，按照放权让利原则，鼓励医疗机构自负盈亏、自谋发展、多劳多得，药品加成成为医疗机构谋取利润的主要手段，医和药的利益联系建立起来并不断强化，药品采购成为腐败滋生的重点环节。

受上述因素影响，药品支出迅速上升，在改革以来医疗总费用快速增长中起到了举足轻重的作用，药品价格高、市场秩序混乱等问题一直是社会焦点。

（四）为了解决新的问题，以药品集中采购体制为核心进行多轮改革，但实质性成效并不显著

为了解决日益突出的药品问题，20 世纪 90 年代以来，有关部门以药品集中采购体制为核心，实施了多轮改革。建立药品集中采购体制的初衷是通过降低交易成本来降低药品价格，同时规范和约束医疗机构采购行为。经过多轮改革，形成了目前通行的省级药品招标采购体制，但整体成效并不显著，人民群众不满意，社会各界评价不高。

药品招标采购体制成效不明显，有多方面原因。其一，药品采购有多种形式，招标采购仅是其中一种，而且迄今为止招标采购招的仅仅是资格，并没有发挥发现价格的作用。其二，现行药品招标采购体制将药品的采购计划和采购行为混为一谈，在制定医保药品目录和支付价粗放、医保部门参与招标采购及医保控费功能发挥不足的情况下，试图通过药品招标采购直接决定实际采购行为的价格，而且片面强调药物采购的目的是降价，违背了基本规律，从国际看，药品的实际采购行为不是也不可能是政策干预的重点。其三，在医疗服务系统改革迟缓、医和药的利益纽带没有切断的情况下，整个医疗卫生体制改革并没有取得根本性进展，依靠药品领域改革的某项"单兵突进"改革就不可能成功。这一改革思路的缺陷就在于，将整个医疗卫生改革片面化、简单化为药品领域问题，同时又将药品领域改革片面化、简单化为药品价格过高。

（五）问题的根源，在于对药品的特殊性和药品政策的核心目标缺乏正确认识

药品既是商品，又是必需品，因此，药品政策不可避免具有两重属性和两重目标：作为医疗卫生政策，目标是有药可用、用得起药、用放心药、合理用药；作为产业政策，目标是做大做强，既要扩大市场规模，也要研发有竞争力的新药。总的来看，为了实现在合理成本下提升国民健康水平的成本效益最大化目标，各国普遍将卫生政策取向放在药品政策的第一位。究其根源，正是药品的特殊性决定了药品政策的取向和核心目标。

从我国的实践来看，由于对药品的特殊性、药品政策的取向和核心目标缺乏正确认识，改革以来药品政策转型转错了方向，严重地偏离了药品政策的核心目标。计划经济时期，药品政策主要从属于医疗卫生政策，计划生产、三级供应，从新中国成立前的缺医少药发展成为常规用药有保障且用得起药，紧紧抓住了主要矛盾，基本实现了药品的医疗卫生政策目标。改革以来，在药品领域片面强调以经济建设为中心，过于突出了药品政策的产业政策目标，相对忽视了药品政策的医疗卫生政策目标，这就导致虽然有成绩，但问题更大，从宏观绩效看反而有所退步。

（六）解决药品问题，需要正确认识政府和市场的关系

改革开放以来，关于政府和市场关系的争论，特别是强调非黑即白、非此即彼、市场机制能自我完善解决一切问题的论调，长期以来一直困扰着我国药品政策的制定和实践。因此，正确认识政府和市场关系，对于完善我国药品政策，具有重大意义。

从基本规律和国际经验看，由于药品具有双重属性，生产端是可充分竞争的商品，使用端既是商品，更是必需品，因此，不可避免是市场机制和政府作用的结合。鉴于医疗卫生服务的特殊性、个人收入差异及罹患疾病的不确定性，保障所有人的基本医疗服务及基本药物的可获得是世界各国医疗卫

生体制建设所遵循的核心目标之一。这就意味着，在药品的两重属性中，必需品性质是第一位的，政府也必须承担兜底责任，可以说是使用端决定了生产端，本质上是以需定产，因此，对药品供应、质量监管、价格控制等计划管理必不可少。这正是标榜市场经济的 OECD 国家反而普遍采用直接（政府直接干预）或间接（通过医保等间接干预）手段干预药品价格的原因。

因此，在药品政策制定和实施中，应当超越非黑即白、简单片面的"计划 / 市场"二分论，切不可将某种具体的干预方式简单划归为是"市场"的还是"计划"的。相反，发达国家普遍对药品生产、流通、定价等进行干预的实践经验说明，药品是一种特殊商品，生产端完全是高度竞争，消费端则以政府、医保等的约束、引导、规范为主，两相配合，才能实现医疗卫生政策取向和产业政策取向的平衡。

总的来看，新中国成立初到改革开放前，在计划经济体制中，受医疗卫生政策导向和严格的计划管理影响，药品主要是政府提供的必需品，客观上我国药品生产流通体制基本实现了 WHO 提出的药品政策核心目标；改革开放后，在社会主义市场经济体制的完善过程中，受多方面因素影响，药品政策市场化导向过于突出，药品主要成为纯粹的商品和个人消费品，政府对保障药品供应和可获得性的承诺大幅度弱化，再加上同期医疗服务已经成为个人消费品、医疗机构利用药品加成谋取最大利益，从药品研发、生产、流通、使用以及审批和质量监管看，都出现了很多问题，根源就在于简单套用市场经济改革逻辑，而且扭转起来也需要一个相对较长的周期。只有在解决医疗服务系统公益性问题的前提下，顺应基本规律，借鉴国际经验，理顺药品领域政府和市场关系，药品领域改革才能取得实质性成效。

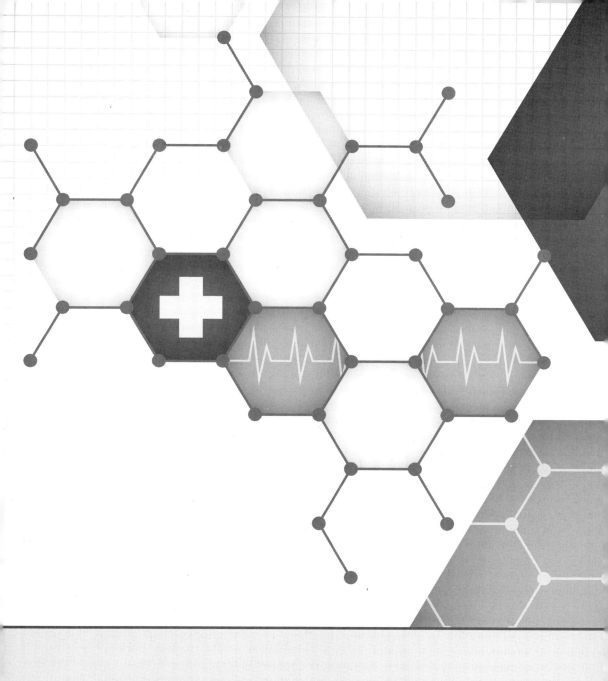

下 篇

主要国家药品政策实践与经验

昆山杜克大学全球健康研究中心"全球健康实践"教授

J. Moe博士[①]

内容摘要

中国自 2009 年以来进行的新一轮医疗改革已经取得了显著进展，这个拥有大量人口的国家已基本实现了医疗保险全民覆盖。通过医疗改革，患者的医疗保健费用被更多覆盖，因而可以寻求更多的医疗服务；然而随之而来的是医疗保健成本上升，特别是药品支出（目前卫生总费用的约 40% 用于药品支出）。令人担忧的是，支出中的大部分是用于非基本药物，并且药品质量参差不齐。此外，医院在中国是作为"利润中心"组织起来的，并且高度依赖于药品回扣，当制药企业与医院进行"讨价还价"，便会产生不正当的动机，造成了药物（特别是高价药）的过度使用。中国国务院发展研究中心（DRC）社会发展研究部正在进行药品流通、制造及定价改革的研究，专门委托昆山杜克大学全球健康研究中心（DKU GHRC）梳理和分析澳大利亚、德国、印度和泰国四个参照国医药系统的描述性报告。虽然美国没有被列入描述性分析的范围，但本报告附录的补充报告介绍了美国通过间接机制来控制药品使用、流通等的一些措施。

---

① 笔者在此感谢昆山杜克大学的董迪博士对本报告中诸多贡献；感谢汤胜蓝教授对整篇报告的概念设计、编辑方面的持续贡献。

　　这四个参照国的报告中集中讨论以下 5 个方面：药品成本、药品质量、药品可及性、本国制药业的发展以及"合理用药"保障机制。这四个参照国的专家分别撰写了相关报告，阐述了本国重要的政策机制及其与本国医疗保健体系的联系。这些参照国报告的内容分为四个部分：药品制造，药品采购及定价，药品流通，以及药品使用。报告对各个国家的医疗系统，尤其是关于处方药结构、内部流程和相关政策，采用布莱恩·亚伯—史密斯（Brian Abel-Smith）的"直接"组织模型进行了描述：政府"直接"参与模式是指由政府提供整个药品制造、流通、采购和使用系统，作为对比，"间接"参与模式是指政府将任何及所有这些业务外包给私营部门（即所有非政府机构，包括营利性机构或者非营利性机构）。在这四个参照国中，泰国采用的是最为"直接"的模式，由国有药企提供基本药物给政府的市场（例如，政府雇员及其家属、国防行业工人及家属），与此相对的是，德国采用了"间接"模式，将医疗保险以及药品制造、定价、药品流通和其他关键环节几乎全部外包给私营部门。在这几个国家的医药市场中，政府均扮演了监管者角色，但在药品成本、质量和购买渠道控制方面的成效和重点则各不相同。

　　从这几个参照国的报告中，我们提取并总结了一些"仿效机会"，内容参见本报告的第三部分。下面列表概述了各个参照国提供的"仿效机会"。

制造	采购/定价	流通	使用
仿效机会可以是建立在质量验证与制造商采购过程途径之间的紧密联系。仿效机会包括：应当严格监管制药企业的质量验证和采购准入，制药企业（包括已通过注册审批的企业）如果未能通过质量验证就不能通过采购环节出售药品，最好是对整个供应链各个环节进行多要素质量验证	在与各医院进行价格谈判之前，应确保药品质量及合理用药，同时将价格与医院收入脱离。还应注意的是，大多数参照国正在计划或已经实施电子招/投标（eBidding）系统（注意，电子招/投标在中国某些省份还处于试验阶段），谈判双方不必面对面接触，以此避免出现行贿或个人偏袒	引入透明的配送收费和配送服务标准以巩固流通环节。如果由于独特的地域或人口特征需要采用不同的收费结构或服务标准，可以算作例外情况	公立医院（或是由政府支付药品费用时）采用仿制药和其他疗法进行替代。如果存在质优价廉的替代药品，就应当采用该政策

一、报告编写背景

中国过去二十年的医疗改革取得了显著进展，目前医疗保险已基本实现全民覆盖。随着对健康产品和服务需求的增长（得益于经济增长和医疗保险覆盖率提高），患者、医疗服务提供商和支付方正在寻求具有成本效益的、方便购买的高品质药品。中国制定的医疗政策已得到落实，它要求制药企业遵守《药品生产质量管理规范》（GMP）并集中进行省级水平的招标和采购。目前对供应链的监督已加强，这一举措是为了以减少或消除药品短缺（断货）现象，并实施相关法规以杜绝药品制造和药品供应环节的贿赂和腐败现象。毫不奇怪，由于患者通过医疗改革在医疗保健费用方面减轻了更多负担，他们会寻求获得更多的医疗服务，因此这方面的支出开始上升。目前，卫生总费用的 40% 用于购买药品。在医疗总支出中，关于基本药物的支出比例是否合理存在担忧，即高价品牌药支出与基本药物支出之间是否平衡。而最令人担心的，也许就是患者所购买的药品其质量是否与所标示的疗效相一致。

目前，中国政府正在计划进行更多的医疗改革，特别是关于医药部门的改革，政府旨在推动创新，促进基于研发的中国制药产业的增长，同时严格控制总体成本，并强调实现公共卫生目标以预防和控制高负担疾病。这些都是很难平衡的目标：既要提高医药创新，又要控制医疗保健费用，还要确保患者能够购买到高品质的药品。

为了更好对医药改革提出建议方案，国务院发展研究中心（DRC）委托昆山杜克大学全球健康研究中心(DKU GHRC)对以上四个参照国的药品采购、定价和流通系统进行对比研究。国务院发展研究中心社会发展研究部课题组指出，在有效的医疗系统中，处方药是重要的组成部分，在整个处方药价值链的各个环节，都有可能实现成本控制：药品注册，市场准入，以及药品制造、定价、采购、流通和使用各个环节。虽价值链中的每一个关键环节的结构和流程都与国家卫生和医疗系统密切相关，但是，医药环节有其独特的流程。医药环节与医疗机构或者医疗系统的人力资源不同：后者可以降低整体医疗成本，减少为住院患者开具高价药处方。但是，如果不对这一环节进行监督，并且／或者在复杂的结构、实践和政策中允许不当动机的存在，药品就无法得到合理使用，药品价格会被抬高，不利于改善患者的健康状况。如果医疗系统无法为患者提供购买高品质药品（也就是已证明对患者所患疾病具有疗效并且安全的药品）的渠道，那么药品就得不到充分利用。作为更大的、国家级系统的一部分，药品环节需要相应的能够平衡药品成本、药品质量、购买渠道和合理用药之间关系的各种系统（结构、流程和策略）的支持。

（一）医改后中国医药领域面临的挑战（2015 年）

2015 年初夏，中国国务院发展研究中心社会发展研究部课题组与杜克大学以及昆山杜克大学开展合作研究，内容包括应对中国的医药行业当前面临的关键挑战。课题组希望通过对比分析各个参照国报告，可以为中国的诸多挑战提出可行建议。下面的摘要是作者在讨论过程中总结出的中国医药领域存在的一些高层次挑战，但并不完全代表国务院发展研究中心社会发展研究部的意见。

①在中国，由于医院层面存在"讨价还价"现象（在省一级的谈判完成后，各医院试图通过合同获取药品回扣），最后达成的商品（仿制药、基本药物）价格过低，而中标厂商在亏损的情况下不愿履行合同，因此造成市场失灵。实际上，价格竞争对药品价格造成过大压力，可能会导致药品供应中断，并且／或者造成制药企业暗自降低药品质量标准。

②根据中国现有国家医疗保险计划中的药品福利设计，一些品牌药需要患者自费负担较大部分，这种药物同时也是患者及其医生需求量较高的药品（例如，用于治疗白血病的格列维克®）。这种由单一渠道制药企业供应药品所形成的市场力量，造成了药品议价（以及由此产生的当前福利设计中的共同支付机制），只有中等收入和高收入患者能够负担得起，对于低收入者则过于高昂。众多低收入患者对这种机制表示不满。

③中国市场对药品质量（药品纯度和疗效）的监管不足，一些药品不具

备疗效，或者更糟的是，对患者健康有害。原创药、品牌药和已获审批的仿制药之间的等效性没有得到充分控制。

④中国市场存在过度使用注射药物现象；原因包括多种因素："讨价还价"（见上文）造成了医生过度开药，加上患者偏向使用注射药物（在医院接受注射），再加上缺乏有效的"合理用药"机制可以将实际用药与证据基础进行对比。这些偶然因素存在于中国以"医院为中心"为患者提供医疗服务（包括医药）的背景下，而非住院患者的购药渠道则非常有限。

⑤中国的制药业规模庞大，医药工业主营业务收入高达 2.46 万亿元人民币（2014 年）。然而，中国制药业的"创新"输出过低，中国的制药企业很少能够达到欧盟或美国的质量标准（5000 家制药企业中只有 50 家达到了这些外部标准）。中国国内市场实行的质量标准或许较低，或者根本就不存在可强制执行的质量标准（见上文），这就造成了与出口市场相比，国内市场（因市场准入成本较低）更有吸引力。

二、理论框架

布莱恩·亚伯—史密斯（Brian Abel-Smith）提供了一种医疗系统筹资模型，经过调整后可以作为一项有用的工具，用于研究确定国家处方药系统。萧庆伦（William Hsiao）分析认为，亚伯—史密斯的模型把医疗融资分为两大类别：直接筹资和间接筹资。直接筹资机制就是，一个国家的卫生部从财政部获得医疗预算后，负责建立和管理提供医疗服务的公立医院、药房和诊所。间接筹资机制采用以下两种方式将医疗投资机构与医疗服务机构分离：①"公共信托"模式，即"政府机构充当买方从公共或私营机构购买医疗服务"；②"代理"模式，由政府提供资金，但"将采购职能委托给私营中介机构"（如，医生资金持有者团体、社区卫生委员会、本地合作社和私营保险公司）①。

---

① Hsaio, WC. "Why is a Systemic View of Health Financing Necessary?" July/August 2007, Health Affairs, p.952

医药系统作为医疗系统的子系统，也可以通过外推亚伯—史密斯的直接和间接筹资模式来进行描述。一些国家（如泰国）采用了直接模式，即政府拥有一些基本药物的制造企业（泰国同时也有民营和跨国制药企业），政府负责采购药品并针对政府医院使用的药物制定定价体系，全部由政府直接管理。政府占据了与药品相关的具体领域，因此，泰国的医药系统具有显著的"直接"特色。

此外，一些国家（如德国）的医药系统主要采用了"间接"模式，即私营制药企业（德国政府不拥有任何制药企业）将其生产的药品注册，并在药品价格、质量和购买渠道方面进行竞争，由公立和私立医院采购药品。而药品采购、定价和流通等管理系统和流程是由政府外包给赢利性和非赢利性企业，综合采用"代理"和"公共信托"两种方式：这基本上属于"间接"模式。在德国的医药系统中，包括药品制造、采购和流通，为患者提供保险或者管理药品使用等环节，政府很少直接提供服务。政府制定和实施监管政策，允许非政府机构在政府执行的政策准则范围内提供大部分必要的服务。依靠市场驱动的系统，并通过政府规范和监督，德国主要采用了"间接"模式来管理药品生产、注册、采购、定价和流通环节。

简单地说，本报告将政府/公共机构担任制药企业、保险公司、供应商、代理分销商等角色进行药品供应、定价、采购和流通的国家系统，描述为"直接"模式；作为对比，在"间接"系统中，国家创造市场环境，由（作为营利或非营利机构成立的）私营企业来担任这些角色，政府则通过政策和实践对其进行监管。本报告中介绍的这四个参照国的系统兼具直接和间接特色，但如上所述，也各有侧重（比如说，德国的间接系统对比泰国的直接系统）。

正如不可能为理想的医疗系统提供一种理想和规范的标准那样，要想固守一种普遍或"规范性"标准，为所有国家提供一种理想的医药系统用于复制，这是不可能的。不同的医疗系统及其药品系统具有特异性，因为各个医疗系统的历史以及政府形态、政治结构、经济结构、所在的国家/地区，均是不同的。

如果不存在规范性标准，就可采用"国别比较法"确定在国家医疗系统中应当采取何种药品供应模式（结构、流程和策略）来替代现有模式。根据经济的发展或紧缩，医药政策可增加患者获得所需药品的渠道（例如，为未参加医疗保险的人口提供药品福利），或者实施成本控制（例如，对药品进行成本控制，或者要求为政府采购者提供特殊折扣）。不同国家都有共同的目标：即在不造成供应中断并确保优质（符合全球或国家水平的药品纯度和生物利用度标准）的情况下（为所有水平的收入者，特别是低收入者）提供可负担得起的药品和购买渠道（包括私立或公立医院、诊所、卫生站和私营药店）。

国务院发展研究中心社会发展研究部课题组和昆山杜克大学全球健康研究中心共同研究这几个参照国与药品有关的结构、流程和策略方面的文献。通过比较可以揭示新的模式，用以改善中国的国家医药制度。在进行国别对比分析时，昆山杜克大学全球健康研究中心指出，这些用于实现医疗目标的手段和措施，彼此之间有很大的差异。例如，任何可以控制药品质量或者改善药品供应渠道的理想的模式，都需要考虑中国的社会和政治环境背景。同样需要强调的是，中国各个不同地区之间存在着包括地理、经济和文化方面的显著差异。任何为中国提出的新的政策建议，都需要考虑它是否适应中国国情以及区域间差异。

此外，关于处方药和所谓的"非处方"药行业的另一个事实是，制药业作为国家的医疗保健部门的重要组成部分，其经济表现很重要。医疗筹资结构和流程是卫生部门的内部运作机制，可以对国内制药业经济部门的绩效产生影响。为控制医疗费用开支而进行的改革，通常会影响到治疗环节（除非制药业拥有巨大的出口业务足以抗衡国内政策对该行业的影响作用）。另外，值得关注的是药品竞争对手的市场行为，包括：竞争的激烈程度、竞争对手是否遵守法规、与竞争对手在药品价格及质量或其他方面的竞争。针对四个参照国的制药业选取一些影响因素进行研究，是本报告另外一个关注点。

同样需要考虑的是药品的"合理使用"：药品合理使用的临床科学知识与临床上药物的实际使用情况之间是否真实一致。患者药品使用不当（用药过度或者用药不足）将会导致药物疗法的临床目标不能实现。更坏的情况是，用药不当可能会导致新的身体不适或者疾病现象，从而增加医疗成本，减少了个人和全人口健康目标的实现。理想的情况是，国家医药系统制定药品使用指南和保障措施以减少不当用药现象。然而，对于政府来说，（因为政府可以造成更为直接的影响），也许更重要的是，颁布基于最佳临床科学知识并由临床医生和药品供应商确保合理用药的政策。"合理用药"包括为避免不当用药应由医生和药品供应商实施的各种流程、政策和制度。旨在避免用药不足和用药过度而制订的政策，是这些参照国报告中介绍的另一个关注领域。几乎无一例外，"合理用药"政策的实施依赖于包括以下内容的电子 / 数字系统：药品顺序 / 条目、患者的用药史，以及其他方面的患者 / 药品供应商信息。

在对比分析四个参照国的医药系统时，主要关注以下 5 个领域：药品成本、药品质量、可及性、行业前景以及合理用药。对每个国家的系统按四个板块进行介绍：药品制造和行业前景、采购及定价、流通以及药品使用。

（一）系统策略与政策监管

如上所述，各个国家选择直接与间接相结合的市场参与模式来构建医疗系统，特别是构建适用于药品采购、定价和流通的处方药结构和流程。创建了旨在扩展药品购买渠道、提高药品质量和制定合理价格的结构、流程和策略，同时提倡药品部门制定经济目标，并试图控制用药过度和用药不足现象。在每个国家的医药制度中，这种直接 / 间接相结合的综合模式和以目标为导向的策略各有特色，反映了各个国家的优先事项、改革措施和所选择的模式各有不同。值得关注的另外一个领域是："策略"的制定以及"政策监管措施"的运用。这几个国家选择的（直接或间接）策略构成了一个复杂的政策和市场动态体系，其中政府负责监督和监管。策略可以只针对一种流程来制定，并且 / 或者也可制定专门的策略来对所有系统或流程进行更加灵敏和平衡的控制。这些政策监管措施的制定方式可以精心设计，使监管措施较为"宽松"

或"紧缩"。紧缩政策对于不同流程具有迅速直接的监管效果；宽松政策则比较"放任自流"，或者关联性不强，并且不会立即或者直接产生"耦合"效应。

例如，采购监管政策可用于评价"药品质量"（例如，用于验证药品是否达到药代动力学和纯度标准）。严格的政策监管将会禁止那些未达到具体质量标准的制药企业参与采购流程（参与投标，与公立或私立医疗机构签订药品供应合同）。这种政策监管确保了不合标准的低质药品被阻止进入采购流程，因而无法进入药品供应链。许多监管措施适用于国家医疗系统中的药品定价、采购和流通系统。专家们介绍了每一个参照国在药品定价、采购和流通领域实施的"策略"和"政策监管措施"。

本报告并未详细介绍每一个参照国实施的严格／宽松的政策监管措施，但是读者应当了解的是，这一维度确实存在，因此，对任何特定领域的政策都应当进行更深入的研究。

（二）基本药物

世界卫生组织（WHO）定义的基本药物是指"那些可以满足大部分人口医疗保健需求的药物；因此，此类药品应当始终以适当剂型和患者可接受的价格保证足量供应"[①]。自 2003 年计划实施以来，世界卫生组织已出版了一个示范性的基本药物目录。包括本报告中所列举的参照国和中国在内的所有国家，都已建立了本国的《国家基本药物目录》，这些目录反映了每个国家的优先考虑。

世卫组织的示范目录以及随后出版的各个国家的目录，通常可分为成人和儿童基本药物目录，一级或重点疾病／药品目录和二级或低优先级药品目录。这些目录主要包括低成本仿制药，但也包括品牌仿制药，以及不存在"无品牌仿制药"的品牌药。各个国家利用自己的《国家基本药物目录》确定药

---

① 基本药物与保健品信息门户网站：《世界卫生组织技术报告丛书》世界卫生组织 2003 年出版，第 132 页。

品供应、采购及定价领域的优先事项。

三、参照国报告（泰国、印度、德国、澳大利亚）

昆山杜克大学全球健康研究中心与中国国务院发展研究中心社会发展研究部共同选择了 4 个国家，每个参照国的报告中介绍了医药系统 5 个方面的信息（药品成本、药品质量、可及性、行业活力及合理用药），以及卫生政策的 2 个维度（策略与监管措施）；分 4 个板块进行了介绍（药品制造及行业发展、采购及定价、流通以及使用）。昆山杜克大学全球健康研究中心分别与澳大利亚、德国、印度和泰国的专家签约，委托这些专家根据其对市场的深厚知识和对本国医疗系统动态的了解撰写相关报告。这些国家分别被选作高收入市场（澳大利亚、德国）和中等收入（印度、泰国）市场的案例。这四个国家的医药市场在背景、历史和相应的处方药系统设计与中国具有某些相似之处，同时又各具独特之处。双方均认为，虽然只是选取了四个参照国进行比较分析，这些报告却可以提供极为有用的见解，值得研究、模仿或者部分复制，当然，需要进行必要的情境化和调适。

这些报告彼此略有不同，反映了各自市场的独特功能；但是，关于重点领域的介绍是一致的：药品制造及行业发展、采购及定价、流通，以及根据每个国家的健康和医疗制度确定的药品使用制度。分报告一、二、三、四是昆山杜克大学全球健康研究中心通过合同安排的专家撰写的报告，列举如下。附录的补充报告是由作者撰写的关于美国市场上的一些药品使用机制的概述。参照国报告具体是关于 2015 年第二季度期间四个参照国的药品制造及行业发展、定价及采购、药品流通以及药品使用制度的总结，是由专家撰写的高层次的书面总结。

分报告一：泰国药品政策——S. Teerakulchon 博士

分报告二：印度药品政策——C. Omprakash 博士

分报告三：德国药品政策——D. H. Schmidt 博士

分报告四：澳大利亚药品政策——A. I. Brity 博士，E. E. Roughhead 教授

补充报告：《美国兼顾成本、质量和渠道的药品成本控制"间接"机制》——

J. Moe 教授

（一）参照国及中国医疗系统现状：高度相关健康指数对比分析

国别	人口	预期寿命（男/女）	卫生总费用	药品支出在医疗总支出中的比例（2009、2010）	政府支出在医疗总支出中的比例
中国	1393337000	74/77	5.6%GDP	44.2%	55.8%
澳大利亚	23343000	80/85	9.4%GDP	14.7%	66.6%
德国	82727000	79/83	11.3%GDP	14.9%	76.8%
印度	1252140000	65/68	4.0%GDP	45.6%	32.2%
泰国	67010000	71/79	4.6%GDP	50.5%	80.1%

数据来源：世界卫生组织全球卫生观察站、经济合作与发展组织。

人口方面，中国和印度基本相同，约 13 亿人口；与之相比，澳大利亚在 5 个国家中人口规模最小，仅为 2300 万人；德国人口接近 8300 万人，是澳大利亚的 3 倍。德国的医疗保健支出占国内生产总值比例最高（11.3%），印度最低为 4%，而中国的医疗保健支出占比为 5.6%，仅略高于印度。值得一提的是，亚洲国家（中国、印度和泰国）之间存在着差异，医疗保健总支出的 40% 以上用于药品采购，而西方国家（澳大利亚、德国）的医疗总支出中只有不到 15% 用于药品采购。关于医疗保健方面所取得的成就，比如说预期寿命，参照国的男性和女性平均预期寿命均大于 65 岁；澳大利亚实现了精英水平的"八旬老人"预期寿命：男性达到 80 岁，女性达到 85 岁。印度政府支出在医疗保健总支出中的百分比是 32.2%，这是一个异常值，远低于其他几个参照国，且其政府支出在医疗保健总支出中占比 65% 以上。

（二）参照国报告中关于"市场主要特点"的摘要

我们鼓励读者审阅附录中的完整报告内容。下图是参照国总结摘要，概述了各个国家的药品制造及行业发展、药品采购及定价、药品流通和药品使

用方面的结构、流程和策略。读者可以看到,图中使用了一些符号来吸引观众对关键领域的关注。这些符号的图例如下所示。

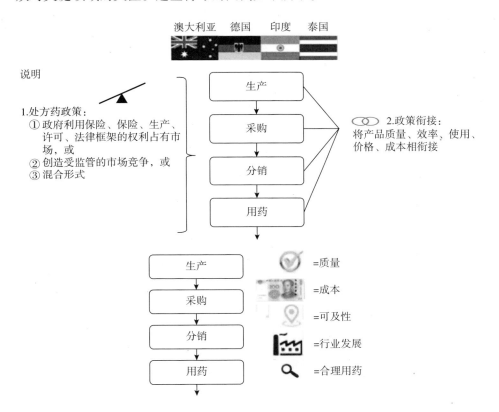

A. 泰国

泰国的医药市场主要采用了"直接"模式,同时带有一些"间接"元素。"直接"是指政府拥有仿制药制造企业,并有自己的结构和采购流程。"间接"是指泰国既有品牌药和仿制药的跨国企业,也有自己的本国私营制药企业。政府支付是一个显著特色,泰国已实现了大部分人口的全民医疗保险计划:全民医疗保险计划(UCS)覆盖4830万人口,公务员医疗福利计划(CSMBS)为政府官员及其父母和子女提供医疗福利,这部分人口为500万人,而社会保障计划（SSS）为1100万工人/员工提供医疗保障。SSS和UCS均按人头收费（每人每年交固定费用），计算公式：平均成本/服务 × 平均服务数量/年/人。

泰国政府制定了一些价格控制措施来控制高价药。根据"全民医保计划"和"社会保障计划"，已参加政府保险的患者，由政府按人数将资金支付给医院。其他一些措施包括价格政策：编制《国家基本药物目录》（NLEM），特定类别的药品全部实行"平价"或者给予平均水平的药费报销；所有这些机制共同耦合为"诊断相关分组"（DRG）机制及"合理用药"方案。

个别医院还建立了自己的医院药品目录。药品的使用、加价和采购标准是根据泰国公共卫生部（MOPH）提供的指南制定的标准。公共卫生部有最完整的医院及公共供货渠道的药物价格目录，并且都会发布在网络上。

1. 泰国的药品制造、采购和供应（图解）

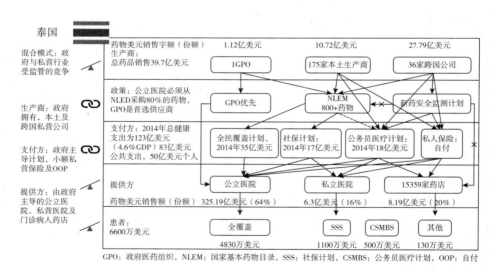

GPO：政府医药组织，NLEM：国家基本药物目录，SSS：社保计划，CSMBS：公务员医疗计划，OOP：自付

2. 药品制造及行业发展

泰国医药市场（2014年）的规模达到了40亿美元，其中跨国公司（MNC）占据医药市场70%的份额，泰国本地药企占27%；另外3%是政府拥有的专

门生产仿制药的药企（包括政府药品机构（GPO）和国防药厂（DPF）），这些国营药企以最低价格提供基本药物。

泰国食品药品管理局（FDA）控制药品的进口或生产：共有 20000 个药品制造许可证被授予本国药企；另外颁发了近 6000 个药品进口许可证。药品流通方面，泰国有 2 家主要的私营代理分销商：永裕医药（55%）和大昌华嘉（42%）。制药企业设定自己的价格并直接与买家谈判。价格差异是常见的；医院的药品价格比私营药店更便宜。

3. 许可及质量监控

泰国食品药品管理局负责管理药品进口和生产许可证，每五年更新一次。现代药品许可证持有者在将药品投放到市场之前，必须对每一批药品进行活性成分含量分析以控制药品质量。

泰国还通过《药品生产质量管理规范》（GMP）、《药品监查合作计划》（PIC/S）及《安全监测计划》（SMP）来保证药品质量。公共卫生部有权暂停/撤消颁发不符合要求的企业的许可。

4. 采购及定价

泰国目前采用的采购方法是"价格调查法"（PIM）和"询价法及竞标法"（PIMCB），但是根据计划，将在 2016 年通过"电子投标"（eBidding）采购较为复杂的药物，通过"电子市场"（eMarket）采购较为简单的药物。"电子化系统"（eSystems）会事先对采购的药品进行预编码，各个步骤均采用电子流程，而且该系统还会注明由医院（或公共卫生部）的药品委员会评出的供应商"等级"和药品"性价比"。一些相关方（MOPH、NHSO、SSO 或 CGD）负责制定采购/价格指南。个别医院在采用这些指南时还制定了自己的标准和药品目录。"直接"提供医疗服务的政府机构 60% 以上的预算必须用于购买《国家基本药物目录》（NLEM）上的药品；公共卫生部下属的医疗服务提供机构必须投入 80% 或以上的预算用于购买目录药品。

政府部门采用的是中央采购程序。新的政府电子采购机制（eGP）已经启动，2016 年 4 月开始，所有医院都将采用 eGP。公共卫生部负责设置仿制药的基础价格，包括由国营药企（GPO 或 DPF）提供的出厂价，出厂价应当小于或等于全国"基础价格"的 103%。

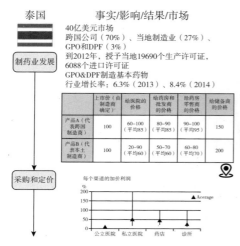

	泰国	事实/影响/结果/市场

泰国

制药业发展

采购和定价

事实/影响/结果/市场

40 亿美元市场
跨国公司（70%）、当地制造业（27%）、GPO 和 DPF（3%）
到 2012 年，授予当地 19690 个生产许可证，6088 个进口许可证
GPO&DPF 制造基本药物
行业增长率：6.3%（2013）、8.4%（2014）

	上市价（由制造商确定）	给医院的价格	给药房和批发商的价格	给药商零售商的价格	给储备商的价格
产品A（代表国国制造商）	100	60~100（平均85）	80~90（平均85）	90~100（平均95）	150
产品B（代表本土制造商）	100	20~90（平均60）	50~70（平均60）	60~80（平均70）	200

每个渠道的加价利润

政府干预

FDA 管制药品进口和制造许可证，需要每五年更新一次
现代药物许可证要在市场投放产品前分析每一批次的有效成分含量
DMP、PIC/S 和 SMP（针对新药），以确保质量
MPH 暂停/撤销不合规的持证人的许可证

在 eGP 之前：
对于政府机构，>60% 的预算应该用于购买 NLEM 清单中的药品，对于 MPH 分支机构，门槛值为 80%
MPH 制定仿制药的基本价格

购买数量		<$2,860	$2,860~$7,140	>$7,140
采购方法	正常	价格议定的方法	询价法（最常用）	竞标法（针对高成本、大批量药物）
	紧急	特殊情况	特殊方法	特殊方法

新的 eGP：预期降低 10+% 的政府预算
于 2015 年 10 月在所有医院开展，于 2016 年 4 月全面开展。
目前，所有药品使用"电子投标"取代 PIMCB。最终把"电子投标"用于复杂药物，"电子市场"用于简单的产品
对药物项目进行预编码，使所有步骤电子化，并在分级纳入该系统。
医院（或 MOPH）的委员会将考虑供应商的等级和产品的"性价比"。
多方（MOPH、NHSO、SSO 或 CGO）制定采购清单指南。
个别医院按照指南制定自己的标准和药品清单。

5. 流通

泰国的制药企业主要通过代理分销商来销售药品，这是为了避免因药品供应商延迟付款而导致"置存成本"。泰国的药品代理主要有 2 家经销商：永裕医药（55%）、大昌华嘉（42%）及另外 4 家小型经销商（3%）。患者购买药品主要是通过医院渠道（80%），其次是从私营药店（20%）购买。

医院渠道的药品价格比药店更便宜：患者在其住所附近的药店购买药品就需要支付略高的费用。泰国有 15359 家现代药店：曼谷地区 4794 家；内陆地区 10565 家（2014 年）。连锁药店是药品流通渠道的一个重要特征。

政府的政策手段和监管措施以及最近采取的干预措施：

在泰国，购买药品无需开具处方：药剂师无需处方就可提供所需的药物。目前有 6000 多家药店都没有全职药剂师。新政策要求，2013 ~ 2021

年的 8 年间，所有药店必须转型为雇用全职药剂师并拥有批发商的现代药店。泰国自 2001 年开始（其间 2008 年出现中断）采用"30 铢计划"，也就是患者就医时最多花 30 泰铢就可获得大多数的普通治疗（30 铢不包含用于治疗癌症等疾病的高价药品）。由于采用了"30 铢计划"，通过医院渠道销售的药物比例从 60% 增加到了 80%。该计划由国家卫生安全局（NHSO）管理。

6. 使用

政府的政策手段和监管措施以及最近采取的干预措施：

泰国的国家卫生安全局（NHSO）和社会保障办公室（SSO）采取按"人头付费"（政府每年为每名患者支付一定的费用）的方法来鼓励医院控制其药品采购成本。对高成本药品采取单独的管理方式，通过与厂家直接签约来控制药品价格。为政府雇员和家属提供的第三种全国保险方案 CSMBS 采用实报实销的方式（即用于购买"诊断相关分组"服务的费用），因此总审计长的审计部门很难控制费用。其他的药品成本控制措施包括采用《国家基本药物目录》（NLEM），采用通过计算得出的"中等价位"并配合采用"诊断相关分组"（DRG）机制及"合理用药"方案。

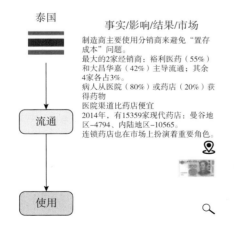

泰国	事实/影响/结果/市场	政府干预
流通	制造商主要使用分销商来避免"置存成本"问题。 最大的2家经销商：裕利医药（55%）和大昌华嘉（42%）主导流通；其余4家各占3%。 病人从医院（80%）或药店（20%）获得药物 医院渠道比药店便宜 2014年，有15359家现代药店：曼谷地区–4794、内陆地区–10565。 连锁药店也在市场上扮演着重要角色。	配药市场：不需要处方（药剂师在有/无处方的情况下可以提药品） 目前，6000+药店没有全职药剂师。在2013–2021年，所有药店都将转型为雇用全职药剂师并拥有批发商的现代药店 2001–现在，"30铢计划"让人们在就医时最多花30泰铢（那是的1美元）就可获得大多数的治疗（出了费用高的治疗），并使通过医院渠道销售的药物比例从60%增加80%,该计划由NHSO管理
使用		NHSO和SSO通过"人头收费"来鼓励医院控制成本。 对高成本疗法进行单独管理，通过直联联系生产商来控制价格。 CSMBS采用实报实销的方式，因此总审计长的审计部门很难控制费用。 其他措施包括：NLEM、平价、DRG、合理用药等。 再过去的4年里，这些评估工作有效控制了总成本。

B. 印度

印度的医疗系统以"间接"模式为主，患者自费购买医疗服务，尤其是自费购买药品。印度公民的个人医疗保健支出作为国家收入的一种，所占比重是"世界上所有国家中最高之一[①]"。虽然印度主要是一个"自费医疗"市场，但仍有一小部分市民（并且人数正在上升）已购买了个人医疗保险，其中就包含药品费用。印度拥有世界上（除美国以外）数量最多的经 FDA 批准的制药企业。印度的医疗系统带有"直接"特色，有少数国营药企为军队和政府雇员及家属供应仿制药。印度市场由品牌仿制药主导，品牌仿制药的价格高于"无品牌仿制药"。

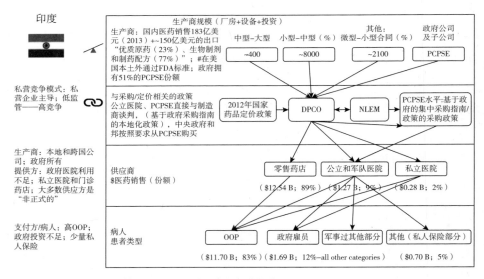

注：OOP：现金支付，US-FDA：美国食品和药物管理局。

1. 药品制造及行业发展

2015 年，印度医药市场的年复合增长率（CAGR）为 12.79%，与 2005年 60 亿美元的市场相比，预计以 15.92% 的复合年增长率到 2020 年将达到

---

① Sekhri, Neelam "India" in Global Healthcare Markets, Wieners, W. Editor, Jossey Bass 2001, p. 339.

550 亿美元的规模。印度的制药企业生产了全球仿制药总量的 20%，被称为"发展中国家的药店"。印度市场有大约 10500 家制药企业，多数属于无组织部门（未向政府注册，因此不受管制也不纳税），拥有约 77% 的制药配方和约 23% 的原药。75% 的正规厂家分布在 7 个邦内。印度有超过 262 家制药企业已通过美国 FDA 标准，包括那些生产活性药物成分（API）的厂商。印度约有 1400 家制药企业通过了 WHO-GMP 认证，有 253 家制药企业已通过欧洲理事会药品质量管理局（EDQM）批准，以最先进的现代技术生产药品。

政府的政策手段和监管措施以及最近采取的干预措施：

印度通过制定和实施一系列医药政策，从 50 年前的"进口依赖型"市场转变为可生产高性价比、高品质原药、生物制品和制剂的主要生产国。印度政府推行的"印度制造"运动旨在有力推动印度本土医药制造行业的发展。最近，政府增加了 1% 的 GDP 用于扶持医疗系统的发展，并启动了一些计划，确保以合理的价格供应优质药品（注：印度的医疗支出占 GDP 的 4%，在这几个国家中比例最低）。药品上市后的市场监督以及药物不良反应监测计划是近期开始实行的政策，并已"开始获得日益广泛的实施"。

2. 采购及定价

政府的政策手段和监管措施以及最近采取的干预措施：

印度制定的药物"目录"，覆盖的药品及价格主要由政府通过 2013 年制定的《药品价格管制令》（DPCO）计划来决定。非目录药品反映的则是市场价。药品采购采用的是竞标程序，同时参照国际市场的药品价格，并采取价格上限来控制药价。印度未设立专门的中央政府采购办公室来负责各邦和机构的采购，但是公共部门约有 25% 的药品采购是通过中央政府完成的。

国家部门有自己的药品采购及定价机制，同时鼓励成立国营医疗保健中心。国营医疗保健中心与制药企业直接谈判药品价格和采购程序。

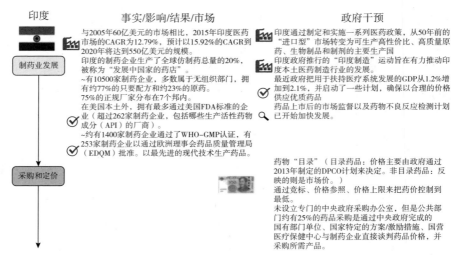

印度	事实/影响/结果/市场	政府干预

制药业发展

与2005年60亿美元的市场相比，2015年印度医药市场的CAGR为12.79%，预计以15.92%的CAGR到2020年将达到550亿美元的规模。

印度的制药企业生产了全球仿制药总量的20%，被称为"发展中国家的药店"。

~有10500家制药企业，多数属于无组织部门，拥有约77%的只要配方和约23%的原药。

75%的正规厂家分布在7个邦内。

在美国本土外，拥有最多通过美国FDA标准的企业（超过262家制药企业，包括哪些生产活性药物成分（API）的厂商）。

~约有1400家制药企业通过WHO-GMP认证，有253家制药企业以通过欧洲理事会药品质量管理局（EDQM）批准。以最先进的现代技术生产药品。

印度通过制定和实施一系列医药政策，从50年前的"进口型"市场转变为可生产高性价比、高质量原药、生物制品和制剂的主要生产国

印度政府推行的"印度制造"运动旨在有力推动印度本土医药制造行业的发展。

最近政府把用于扶持医疗系统发展的GDP从1.2%增加到2.1%，并启动了一些计划，确保以合理的价格供应优质药品

药品上市后的市场监督以及药物不良反应检测计划已开始加快发展。

采购和定价

药物"目录"（目录药品：价格主要由政府通过2013年制定的DPCO计划来决定。非目录药品：反映的则是市场价。）

通过竞标、价格参照、价格上限来把药价控制到最低。

未设立专门的中央政府采购办公室，但是公共部门约有25%的药品采购是通过中央政府完成的国有部门单位、国家特定的方案/激励措施、国营医疗保健中心与制药企业直接谈判药品价格，并采购所需产品。

3. 流通

印度的药品流通分为零售销售（包括仿制药销售）和机构销售（直接销售给医院、养老院和各种政府或非政府机构）。印度的制药企业正在试图改善目前高度分散的国内流通网络，其中包括"库存批发商"、"二级库存批发商"、普通批发商和"结算及代理商"（CFA）。大部分药品属于"品牌仿制药"，采用与品牌药相同的化合物。但是，患者和医生认为品牌仿制药质量更高，因而更愿意选择品牌仿制药。药店零售商也更愿意选择品牌仿制药，因为与"无品牌仿制药"甚至品牌药相比，其盈利最多。

在流通渠道，货运代理商（CFA）可以帮助制药企业将药品销售到难以到达的地区；CFA还可以免交国家销售税（CST - 4%）。1978年印度有约10000家经销商（"库存批发商"、"二级库存批发商"、普通批发商）和125000家零售药店。到2008年，经销商已经减少到约6500家库存批发商，但随之而来的是药店大规模扩张，达到约550000家。零售药店是印度人口药品的主要来源，虽然在该国偏远地区，零售药店"几乎不存在"。

政府的政策手段和监管措施以及最近采取的干预措施：

印度实行的《药品和化妆品法案》规定，没有医生处方的情况下禁止销售处方药。印度国家药品定价局（NPPA）通过《药品价格管制令》来控制药品经销利润，具体取决于药品的活性成分属于计划药物还是非计划药物。根据 2013 年颁布的《药品价格管制令》，批发商和零售商的赢利水平是在基本药物分类（目录药品或非目录药品）的基础上进行差异调节，经销商代理目录药品和非目录药品的最高加价率分别为 8% 和 10%，而零售商的最高加价率为 16%。印度药品监管局（CDSCO）正在制定相关的指南和机制来监督网上药品销售。关于通过电子商务渠道在网上销售药品的一份框架草案最近已经发布，正在征询公众意见。咨询和巩固阶段之后，将会出台正式法规。Jan Aushadi 表示，"印度政府已经启动了一项'无品牌仿制药'计划，旨在促进以合理价格销售高质量的药品"。

4. 使用

印度患者的"品牌敏感度"很高，因为人们普遍认为品牌药品的质量更高：品牌仿制药在印度占有 75% 的市场份额，而"无品牌仿制药"的市场占有率则很低。"印度市场的现实是……严重缺乏所需的基本药物……国家政府预算不足且缺乏有效的监管机制。[①]"

政府的政策手段和监管措施以及最近采取的干预措施：

事实已经证明，通过编制基本药物目录，结合适当的采购政策和合理的用药处方行为，可以提高医疗卫生服务的质量和成本效益。《国家基本药物目录》可以促进合理用药，引导医院制定适当的医药政策，指导公共部门的药品采购和供应，并且有利于药费报销和药品捐赠。它还有助于监控药品的定价。

---

① 摘自 C. Omprakash 博士与本文作者的当面交流。

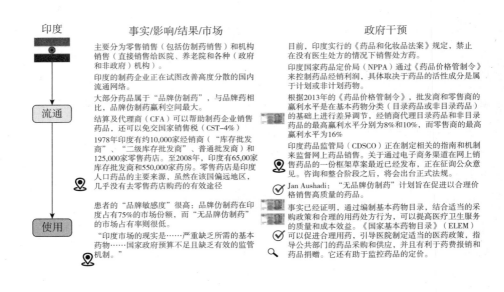

C. 德国

德国以"间接"市场为主，医疗系统的许多方面，尤其是其中与药品有关的方面，是由政府采用以下两种方式外包：①"公共信托"，政府从私营

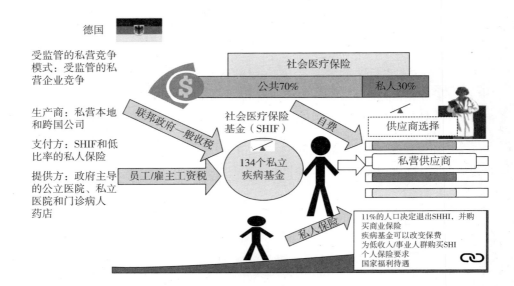

供应商采购服务（即，政府基本不负责运营医疗机构，只有少数例外情况）。
②"代理"模式，政府提供部分资金并将采购职能委托给"社会医疗保险基金"
（即 SHIF，由私营保险公司管理），由该基金负责采购（无政府主导的药品
采购）；SHIF 利用"疾病基金"制定以患者为中心的预算，包含多项与药品
相关的支出。

1. 药品制造及行业发展

德国有 817 家注册制药企业，生产 99786 种不同的药物（截至 2015 年 8
月已授权 / 注册的药物）。2013 年，德国制药业生产的药品价值达到 290.1
亿欧元。德国的药品进口占很大比重（包括来自与其他欧盟国家的平行贸易，
也是为了进口本国不能生产的创新型品牌药），向所有高收入国家和许多中
低收入国家的药品出口量也很高。

2. 质量

德国通过综合立法和执法体制来确保药品质量。医疗产品市场改革法案
（AMNOG 法案）要求所有制药企业在推出新药后，对其额外疗效进行早期
评估。

3. 采购及定价

德国政府不运营医疗机构，只有少数例外情况。

德国没有政府主导的药品采购。医院或医院集团通过国家 / 欧洲范围的
竞标来管理价格。社会医疗保险基金（SHIF）用于支付纯处方药和纯药店药（占
74% 的市场份额）；药品价格是通过 SHIF 报销机制来间接调控。经过全国
范围或欧洲范围的招标后，SHIF 单项基金可以较低的成本（折扣价）与制药
企业签订合同；仿制药主要是通过合同采购。除严格控制医院发票成本外，
签订回扣合同是 SHIF 主要的成本控制手段。欧洲制药企业之间的竞争导致"平
行进口"：德国以较低价格为其他欧洲国家生产的新药，重新进口到德国。

政府的政策手段和监管措施以及最近采取的干预措施：

德国是第一个引进参考定价系统（主要用于仿制药）的欧洲国家。政府可以冻结药品价格（价格暂停机制），并决定厂家的法定折扣。2010年，德国引入了价格暂停机制，后来延续到2017年，将纯处方药价格冻结到2009年8月1日的价格；厂家必须将未来的任何更高价格折扣到这一锚定价格；制药企业必须为（原创药或仿制药）政府买方提供7%～10%的折扣。德国的政策允许制药企业与社会医疗保险基金之间签订回扣合同。

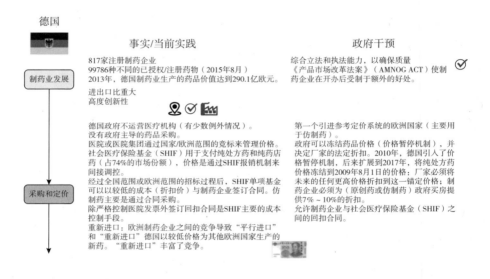

德国

	事实/当前实践	政府干预
制药业发展	817家注册制药企业 99786种不同的已授权/注册药物（2015年8月） 2013年，德国制药业生产的药品价值达到290.1亿欧元。 进出口比重大 高度创新性	综合立法和执法能力，以确保质量 《产品市场改革法案》（AMNOG ACT）使制药企业在开办后受制于额外的好处。
采购和定价	德国政府不运营医疗机构（有少数例外情况）。 没有政府主导的药品采购。 医院或医院集团通过国家/欧洲范围的竞标来管理价格。 社会医疗保险基金（SHIF）用于支付纯处方药和纯药店药（占74%的市场份额），价格是通过SHIF报销机制来间接调控。 经过全国范围或欧洲范围的招标过程后，SHIF单项基金可以以较低的成本（折扣价）与制药企业签订合同。仿制药主要是通过合同采购。 除严格控制医院发票外签订回扣合同是SHIF主要的成本控制手段。 重新进口：欧洲制药企业之间的竞争导致"平行进口"和"重新进口"德国以较低价格为其他欧洲国家生产的新药。"重新进口"丰富了竞争。	第一个引进参考定价系统的欧洲国家（主要用于仿制药）。 政府可以冻结药品价格（价格暂停机制），并决定厂家的法定折扣。2010年，德国引入了价格暂停机制，后来扩展到2017年，将纯处方药价格冻结到2009年8月1日的价格；厂家必须将未来的任何更高价格折扣到这一锚定价格；制药企业必须为（原创药或仿制药）政府买房提供7%～10%的折扣。 允许制药企业与社会医疗保险基金（SHIF）之间的回扣合同。

4. 流通

德国全国各地有113个批发商分销中心。德国的全国批发商协会包括12个大型批发机构。84%的药品消费是经由药房销售给患者的，包括邮购药店、实体药房、食品零售店和超市代理经销商；有8%通过医院渠道销售，还有8%是通过其他渠道销售的。"特殊药"（癌症药物以及其他小批量/高成本药物、核医药等）可以直接销售给医疗机构。经销商有义务在几小时内向市场提供所有纯药房药，并且必须保证其库存能够满足两周的正常需求量。

政府的政策手段和监管措施以及最近采取的干预措施：

批发商和社区药房的赢利水平由法律规定，并受价格上限的限制。德国 SHI 药品市场中每 100 欧元的销售额中，厂家获利 55.6%，批发商 3.1%，药店 14.5%，政府通过征收增值税获得 16% 的利润（德国的增值税是 19%）。社会医疗保险基金保留最终价格的 10.8%，这是厂家和药房必须提供的法定折扣。

5. 使用

处方费用是通过"疾病基金"进行预算分配的。如果医生超额开具处方，他/她将受到提醒；如果超支现象持续，他/她就必须对超预算部分承担经济责任。处方费用低于指定限额的医生将获得 SHIF 提供的差额补偿。

政府的政策手段和监管措施以及最近采取的干预措施：

德国的社会医疗保险医生协会与医疗保险基金协会（GKV-SV）协商达成了一份关于医药和医药物资基准的框架协议，旨在为处方行为打造一个"标杆"。该基准针对不同活性药物成分和医生的不同专业确定了仿制药的处方率，可互换药物或仿制药的处方率，从而将所有药物按组分配配额。基准是将个别医生的处方习惯与同行对比的评价基础。

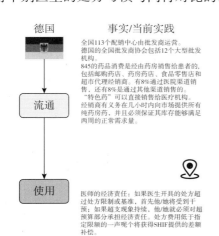

德国　事实/当前实践

全国113个配销中心由批发商运营。
德国的全国批发商协会包括12个大型批发机构。
845的药品消费是经由药房销售给患者的，包括邮购药店、药房药店、食品零售店和超市代理经销商。有8%通过医院渠道销售，还有8%是通过其他渠道销售。
"特色药"可以直接销售给医疗机构。
经销商有义务在几个小时内向市场提供所有纯药物药，并且必须保证其库存能够满足两周的正常需求量。

流通

使用

医师的经济责任：如果医生开具的处方超过处方限制或基准，首先他/她将受到干预；如果超支现象持续，他/她就必须对超预算部分承担经济责任。处方费用低于指定限额的一声呢个将获得SHIF提供的差额补偿。

政府干预

批发商和社区药店的赢利水平由法律规定，并受价格上限的限制。

流通水平	价格限制
批发商	+3.15%的制造商的销售价格不含税，最大37.80欧元 +固定附加费率0.70欧元 +增值税
社区药房	制造商的销售价格，不含税 +批发商的最大百分比 +固定额外费用3% +8.35欧元的咨询固定费率 +0.16欧元的夜间和假日值班费用 -2.05欧元的药房折扣

德国SHI药品市场中每100欧元的销售额中，厂家获利55.6%，批发商3.1%，药店14.5%，政府通过征收增值税获得16%的利润（德国的增值税是19%）。社会医疗保险基金保留最终价格的10.8%，这是厂家和药店必须提供的法定折扣。

处方的基准：德国的社会医疗保险医生协会与医疗保险基金协会（GKV-SV）协商达成了一份关于医药和医药物资基准的框架协议。基准针对不同活性药物成分和医生的不同专业确定了仿制药的处方率，可互换药物的处方率，从而将所有药物按组分配配额。将个别医生的处方习惯与同行对比，包括对更好的疗效的评论，从而进行评价。

D. 澳大利亚

澳大利亚主要采取了"直接"模式，由国家"医疗保险"系统为门诊及住院患者提供医疗保险，住院患者医药福利由医疗保险委员会负责管理。在州政府和联邦政府提供资金的情况下，所有的澳大利亚居民都可在公立医院获得几乎"免费"的医疗服务。患者也可以选择参加"间接"系统，由私营医疗机构在私营医疗场所为他们提供服务，借助医疗福利计划，可免去 25% 的医疗费用。政府间接参与药品定价及采购，并对品牌药和仿制药进行成本控制；政府必须按要求披露议价。政府并不拥有制药企业，而是通过其报销政策及"合理用药"的审查和要求来强调仿制药的使用。按制药企业的数量和销售额（年收入）考虑，澳大利亚的医药产业规模较小。

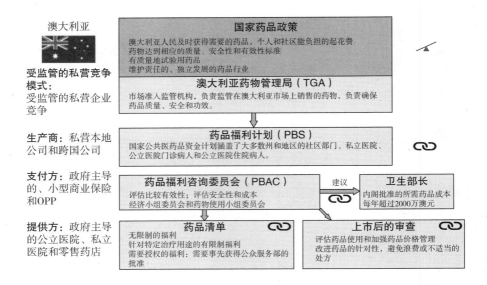

1. 药品制造及行业发展

澳大利亚有超过40家原创药生产企业，主要是跨国公司（MNC）的子公司，还包括10家仿制药生产企业。

政府的政策手段和监管措施以及最近采取的干预措施：

强制性价格信息公开政策要求制药企业向卫生署提供以下方面的信息：实际销售价格、销售收入、销量、提供给供应链的奖励或折扣价值。

2. 采购及定价

药品福利计划（PBS）是一项由政府资助的计划，涵盖了大部分药品（面向私立医院的所有门诊和住院患者）。采购是由政府和医院完成的。

价格谈判需要考虑临床和成本效益、替代品牌药的价格、处方量等方面的因素。根据 2007 年 PBS 改革要求，PBS 目录药品应当分为 F1 和 F2 两类（参见附录 D）并采用不同的定价政策和监管方法。所有的 F1 类药品都是只有一个品牌名称的特定药品。F2 类药品包括多品牌药品和单一品牌药品，单一品牌药品可与其他药品互换。

政府的政策手段和监管措施以及最近采取的干预措施：

任何药品如果要列入 PBS 目录，必须首先进行综合评价（比较疗效、安全性、成本和成本效益）。参考定价政策（用于具有类似疗效和安全性的药物），具有同等疗效和安全性的药品以同等价格列入目录；所有的仿制药在定价时均需参考价格最低的目录药品。

新药应用"基于价值的定价"机制，与现有药物相比，必须表现出临床和经济优势；药品列入目录之前，首先要评估其成本效益和预算是否能够用于采购。

2007 年澳大利亚对 PBS 定价机制进行了改革，规定 F1 类药品采用基于价值的定价机制、F2 类药品采用市场竞争价。2007 年改革做出了强制性降价规定，要求 F2 类药品必须连续三年每年降价 2%；F2A 类药品必须一次性降价 25%。对 F2 类药品还规定了其他价格控制措施，包括强制要求公布此类药品价格并每年降价。如果达到了预先指定的支出水平，还将要求签订"受管理的准入"协议并"以采购量为基础"提供折扣。

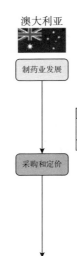

澳大利亚	事实/当前实践	政府干预

制药业发展

事实/当前实践

有超过40家原创药生产企业（主要是跨国公司（MNC）的子公司）

有10家仿制药生产企业

药品福利计划（PBS）涵盖了大部分药品（面向私立医院的所有门诊和住院患者）。采购由政府或医院完成。

药品类型	采购机构
门诊病人和住院病人（私立医院）	卫生部
住院病人（公立医院）	医院或国家政府

采购和定价

价格谈判要考虑临床和成本效益、替代品牌药的价格、处方量等。

2007年PBS改革：自2007年起，PBS目录药品应当分为F1和F2两类，并采用不同的定价政策和监管方法。

F1：所有药品都是只有一个品牌名称的特定药品。

F2：包括多品牌药品和单一品牌药品，单一品牌药品可与其他药品互换。

政府干预

强制性价格信息披露政策要求制药企业向卫生署提供一下方面的信息：实际销售价格，销售收入，销量，提供给供应链的奖励或折扣价值。

如果药品要列入PBS目录的话，必须进行综合评价（比较疗效、安全性、成本和成本效益）。

参考定价政策（用于具有类似疗效和安全性的药物）：被认为具有同等疗效和安全性的药品以同等价格列入目录，所有的仿制药在定价时均需参考价格最低的目录药品。

"基于价值的定价"（用于比现有药物更有优势的新药品）：要评估其成本和对预算的影响。

2007年改革后，PBS定价机制

F1类：基于价值的定价

F2类：市场竞争

2007强制性降价（适用于F2类药品）：F2类药品必须连续三年每年降价2%；F2A类药品必须一次性降价25%；对于F2T类药品还要求强制要求披露此类药品价格并每年降价。

"受管理的准入"协议和"以采购量为基础"提供折扣：如果达到了预先指定的支出水平，则会提供折扣。

3. 流通

澳大利亚有大约50家制药企业（原创药和仿制药生产企业）和3大药品批发商。根据要求，有5350家药店必须先获得批准才有资格供应享受PBS补贴的药品。药房所有权受州和地区立法管辖，受很大程度的限制，只有注册药剂师才有资格申请社区药房的所有权。

政府的政策手段和监管措施以及最近采取的干预措施：

批发商必须满足服务标准才有资格获得与PBS目录药品供应相关的政府资助，包括必须能够在24小时内按要求供应全系列的PBS药品。药品价格是透明的，采用的是如下公式：药价 =（出厂价）+（批发商佣金）+（药房加价）+（药剂师配药费）。对于所有药品来说，都要按固定的"分层加价表"来计算价格。

批发商佣金固定为7.52%或固定收费最高不超过69.94澳元。药房加价也是固定的，按公式计算：加价 =（3.49澳元）+（3.5%的佣金）或者（每次配药固定收费70.00澳元）。

4. 使用

"NPS智慧医药"是澳大利亚政府卫生部资助的一个独立、非赢利性机构，负责编制和提供一系列优质用药计划，包括提供患者处方反馈、药物资讯及建议、临床审核、案例研究和教育材料。"消费大客户项目"也涵盖于澳大利亚市场中，提供的服务包括宣传、同伴教育、消费教育材料和消费者药品信息。澳大利亚药品"手册"提供独立的药物对比信息、全国药物指南（eTG）以及联邦资助的合作医药审核服务，用以支持合理用药。

政府的政策手段和监管措施以及最近采取的干预措施：

"药品售后评价"包括对药品使用效果的评价，必要时还应修订临床指南并重新议价。"受管理的准入"协议要求上市后收集更多的药品临床证据。如果新的证据支持价格评价结果，就可以重新协商出厂价。

四、参照国借鉴意义总结

正如上文所述，中国的医疗改革取得了实质性进展，几乎实现了全民覆盖。但是中国仍然面临着一些挑战：比如说药品质量问题、省级招标之后与医院的价格谈判问题、通过药品回扣／加价流入医院的收入所导致的药物过度使用问题（加上低廉的医生报酬，更加诱使医生给患者过度开药），以及不断上升的药物总支出问题。在中国的医疗系统之内，关键活动如采购相关的质量要求等，之间的政策衔接不力。除了新的结构和流程外，这些参照国报告可以用于确定对整个药品制造及行业发展、采购及定价、流通和利用应当采用的政策监管措施。下面提到的各国值得借鉴的做法，即"仿效机会"，并非旨在提供硬性教导或详尽说明，只是加以简明总结，以供中国相关政策制定者参考，这些在2015年12月12日的北京研讨会上已经进行了讨论。正如上文所表明，从这些国家得来的任何值得借鉴的策略，都必须根据中国的国情加以变通。考虑到整个中国存在的区域差异，尤应如此。例如，适合于东部"城市"省份（如江苏）的某个新策略，需要根据区域特征进行修改才有可能在西部"农村"省份（如陕西）取得同样的效果。

对参照国的分析所得出的四个结论尤其值得中国医药系统改革者予以考虑：①零售药房渠道；②对 GMP 和质量认证要制定相互衔接的政策与要求；③为医院的药品供应商提供小额加价或取消药品回扣收入；④药品和分销加价要透明。

1. 零售药店渠道

药品销售局限在医院这一种渠道不仅给消费者带来不便，还会给中国很多医院已过度利用的资源造成额外压力。在当前药品回扣机制下，医院需要回扣收入，因此不愿意支持通过药房零售的其他分销渠道。但根据所有参照国市场的情况看，在有训练有素的药剂师配药的情况下，采用药品分销渠道可以为患者提供便利，提供优质药品，并且对可能施加压力促使药品价格下调的制药商来说，能促进制药商之间的竞争。这种分销渠道还能促生另一个行业，即零售药房，零售药房可以自给自足、创造就业、促进当地政府、省级政府或国家政府的税收。选择推动发展零售药房渠道需要制定相关政策，以规范处方的使用（处方需求）、订购/准入方法（手动与电子形式）、配药服务的透明定价、与保险公司报销相关联，以及支持药品使用评估的系统。考虑到所有参照国采用的零售药房渠道，中国应着重考虑扩大零售药房渠道。良好的药房分销渠道可削弱医院在当前系统中的"中心性"，为患者提供便利；并且在与专业标准相匹配的情况下，可发展形成新的健康相关行业，从而提高质量，提高与药品有关治疗方案的合规性。为了获得医院的支持，需要对医院目前采用的药品回扣系统进行成功的变革，才能得到在这些医院执业的医师们的积极参与。

2. 对 GMP 和质量认证要制定相互衔接的政策与要求

所有参照国的市场都要求制药商额外获得质量认证的 GMP 认证，以确保药品质量。而据报道，印度药品质量系统已经建立，但药品达到质量标准的程度各不相同；其他参照国在药品质量保证方面，都建立了更加有效的系统。尤其值得注意的是，德国和澳大利亚制定了相关政策，禁止制造商在达不到质量要求的情况下参与采购流程。出于前面已经提及的对基本药物最低合同价方面的关切，这点尤其值得中国的注意。表面上看，制药商们参与竞标，而实际上一旦中标，如果药品价格低于成本价，制药商可能会不履行订单义务，或者会为了降低药品成本而牺牲药品质量。继泰国、德国和澳大利亚采取相关政策和举措后，中国可能也会在整体采购和分销系统中采用高标准药品质量政策。

3. 为医院的药品供应商提供小额加价或取消药品回扣收入

在各个参照国，特别是在德国和澳大利亚，医院作为药品采购方，并不依靠药品回扣作为医院的收入流。该方法亦可用于消除造成中国医院药物滥用的不正当刺激。参照国的医院可以通过获取更多的政府投入、加大保险公司支付额、政府补偿和病人现金支付，以及其他非药品性收入来源等方式，弱化或取消药品收入作为医院的收入流。中国应着重考虑高度依赖药品回扣对医院偿付能力造成的有害后果，并根据本研究中所述各参照国的经验找出解决方法。如上所述，取消药品回扣作为医院主要收入来源直接关系到扩大零售药房渠道。

4. 药品和分销加价透明

所有参照国都规定了药品加价限制（根据药品类型和价格的不同而不同），并规定了分销任务报酬（固定金额或按比例支付）。药品价格构成、加价和分销费用对购买方来说都是透明的。限价和透明度相结合形成了药品"净"定价纪律。消除隐性或高度可变费用可以让采购和定价关注药物本身的成本，而不是采用可能会根据隐性或高度可变费用而膨胀的管理价格。

在本节中，关于这四个参照国的四个相关流程的概述（药品制造及行业发展、采购及定价、流通、使用）被概括为"仿效机会"。下面的报告文本在撰写时未分任何优先顺序，并且代表的只是笔者个人观点，参考来源包括这些参照国报告，融入了笔者与这些报告作者的讨论内容，当然还包括笔者关于这一课题积累的经验和取得的学术成就。

（一）药品制造及行业发展：参照国医药制度的可借鉴之处

①参照国通常会控制注册药品的数量并在首次注册之后审查药品价格、用药说明和药品合同。仿效机会包括：应当减少审批通过的药品数量，即，所有已注册的药品必须接受重新审批：如果某种注册药品在过去某段时间（比如说，3 年之内）没有采购记录，则该药品注册将直接失效，制药企业须重新注册。

②参照国中多是国有药企供应高品质、低成本的基本药物给特定的药品供应商：例如政府医院、政府雇员和部队。参照国同时也设置预算目标——医院必须将一定比例的预算用于购买仿制药/国营药企生产的药品。仿效机会应当指定某些国营药企为公立医院和诊所以及/或者享受政府保险的特定人口专门生产"基本药物"和/或"仿制药"，以确保能够供应重要的基本药物。

③参照国通常会通过质量认证（验证、GMP 药品制造等）来监管采购环节。仿效机会包括：应将监管制药企业的质量验证和采购准入紧密联系：制药企业（包括已通过注册审批的企业）如果未能通过质量验证就不能通过采购环节出售药品，最好是对整个供应链各个环节进行多要素质量验证。

④印度和澳大利亚可能是参照国中的两个极端。印度是其中的一端，可以说其医药业监管不足，医疗系统不能满足贫困人口的需求；与之相比，澳大利亚的医疗系统可以提供低成本的优质药品满足公众需求，但是需要产业创新方面的激励政策。处于这两种极端情况中间的就是德国，德国的制药业生产力水平非常高，在开发新药满足全球疑难健康需求的同时，还要根据政府政策要求满足本国的公众健康需求。与之类似，关于药品制造许可，泰国也采取了"直接"模式。泰国实行三种类型的医疗保险，基本实现了全覆盖，

并已制定了监管政策，督促制药业在追求部门经济增长的同时必须努力实现公共卫生目标。泰国在满足公共卫生目标的同时也支持日益增多的大型私营跨国药企和本国制药业的发展。仿效机会包括：与印度或澳大利亚相比，德国和泰国在行业增长与公共卫生目标之间实现了更好平衡。值得仿效的是，应当规范行业并创造市场条件，从而鼓励创新，支持和奖励公共卫生领域所取得的成就。

（二）采购及定价：参照国医药制度的可借鉴之处

①一些参照国会依赖政府机构为医院采购药品并与厂商进行价格谈判。这些政府团体采用特定措施，例如，评估成本效益、采用参考价、要求基于采购量给予折扣、按早期设定的价格上限冻结价格等。仿效机会包括：应当授予政府机构以价格谈判权，使其可以代表大量的公立医院集团，因其总需求量高而具有明显的谈判优势。

②参照国通常会公开协议价格。单单使用公开这一手段不会实现最低药价，因为制药企业如果知道价格不会透露给其他买家，可能愿意提供一个非常低的出价。假定采购的是相似的药品（例如，都是仿制药或者基本药物）并且都是商品药，就可以施加降价压力。如果是品牌药或单一来源药品，或者如果买家不具有足够的讨价还价余地，公开协议价格就不一定会有利于降低药价。仿效机会包括：应当考虑公开仿制药和基本药物的投标或协议价格。

③一些参照国会允许个别医院或医院集团直接与药品经销商或生产企业进行谈判。但这种情况仅存在于这样的市场：国家实施质量监管政策，合理用药规章／政策已经到位，医院不是将药品回扣作为主要收入来源（比如说中国市场存在的这种现象）。仿效机会包括：应当确保药品质量、合理用药并在允许与个别医院进行价格谈判之前对医院收入来源进行审核。还应注意的是，大多数参照国正在计划实施或已经实施电子招／投标（eBidding）系统，谈判双方不必面对面接触，以此避免出现行贿或个人偏袒。

（三）流通：参照国医药制度的可借鉴之处

①流通系统更加合理的参照国（德国、泰国、澳大利亚）通常采用透明物流收费和严格的物流服务标准以避免支出不必要的物流费用。采用这些措施的目的是为了筛去资金不足且无法达到标准的经销商，并且这样的经销商无法从小批量药品经销中获得足够的利润，这就导致了经销商数量减少，从而实现了市场整合。仿效机会包括：应当引入透明的物流收费和物流服务标准以巩固流通环节。如果由于独特的地域或人口特征需要采用不同的收费结构或服务标准，可以算作例外情况。

②所有参照国均有私营市场零售药店存在。虽然药店渠道的药品价格通常略高，但是消费者为了便利愿意支付更高的费用。较完备的药店渠道通常有熟练的专业人员在营业网点提供服务，从医生处方到药店按方配药有一个沟通过程（多数参照国的市场采用处方，但也有不采用处方的情况），这一过程的质量是有保证的，因此患者信任药店为他们提供的按方配药服务。仿效机会包括：应当开发高品质的私营药店渠道来促进药品流通（注：有些参照国同时还要求药房配药费用透明化并限制其加价范围）。

（四）使用：参照国医药制度的可借鉴之处

①某些参照国（比如泰国）采用"按人头收费"（每名患者每年向服务提供商交一笔固定的费用）的方法和"疾病相关分组"（DRG）机制来控制成本。仿效机会包括：应当首先确定特定的覆盖人群，并采用这些支付方式来控制年均费用，包括药品支出。

②参照国通常会将医生的处方习惯与同行进行对比，并且/或者采用药品年度预算来控制医生层面的药品成本。仿效机会包括：应向医生推荐这种预算和处方行为对比模式。在引进对比和预算模式之后，更有效的办法是由医生承担药品预算超支的经济后果。

③参照国在药品上市后通常会开展药品使用评价（DUR），将用药说明

和价格与实际的医生诊断和处方模式进行对比。如果医生未按登记的用途和协议价格使用药品，政府机关将在药品使用评价的基础上重新核定药品用途和价格。仿效机会包括：应面向医院、医院集团或地区层面引入药品使用评价程序。开展药品使用评价是为了向制药企业表明，药品上市后的实际使用将会受到评价，药品价格也将根据实际使用进行调整。

④参照国通常会强制要求享受政府保险的患者用仿制药和其他疗法替代当前使用的药物和疗法。仿效机会包括：应当要求公立医院（或者如果是由政府支付药品费用时）采用仿制药和其他疗法进行替代。如果存在质优价廉的替代药品，就应当采用该政策。

分报告一

泰国药品政策

泰国市场制药协会（MPAT）主席

S. Teerakulchon博士

内容摘要

①泰国医药市场属于公私混合市场。在公共部门中，有三项主要的筹资计划。第一项是为政府官员及其父母子女提供的公务员医疗福利计划（CSMBS），该计划覆盖500万人口。第二项是为工人／员工提供的社会保障计划（SSS），目前SSS覆盖1100万人。第三项从2002年开始实施，属于全民医保计划（UCS），覆盖4830万人。

②2014年医药市场规模约四十亿美元。其中跨国公司占70%，当地制药业占27%。另外的3%来自政府制药机构（GPO）和国防制药厂（DPF）。公私比例为65:35，曼谷和内地的比例为38:62。

③泰国食品和药物管理局（FDA）控制药物的进口或生产，颁发了近2万份本土生产许可证及约6000份进口许可证。泰国有两大主要的药品分销商，Zuellig Pharma（55%）和DKSH（42%）。

④药品生产商可以自己定价，并直接与客户谈判。价格差异现象普遍存在，医院的药品价格通常要低于药店的价格。药品生产商会提供最终消费者

售价建议，但实际销售价格会更低。

⑤政府部门的药品采购要符合中央采购程序规定。目前颁布了新的电子政府采购（eGP），并计划在所有医院的药品采购中予以实施。预计该计划将在 2016 年 4 月全面落实。

⑥由于医药产品成本过高，导致卫生保健支出金额过高，因此政府制定了一些限价措施。按人头付费政策已经在全民医保计划中取得了成功，社会保障计划中也采用了该措施。实施的其他措施还包括国家基本药物目录（NLEM）、中位数价格、诊断相关组付费（DRGs）以及合理用药等。

⑦医院有自己的医院药品目录。药品使用、利润和采购标准是根据多个部门的政策制定的，如公共卫生部（MOPH）、国家医疗保障办公室（NHSO）、社会保障办公室（SSO）或审计长公署（CGD）。MOPH 下属医院数量最多，并在自己的网站上公示所有药品的采购价格。

缩略语

CSMBS	公务员医疗福利计划
CL	强制许可
CGD	审计长公署
DIT	国内贸易部
DPF	国防制药厂
eGP	电子政府采购
ETH	ethical channel 处方药渠道（医院）
GMP	良好生产实践
GCP	良好临床实践
GPO	政府制药机构
HTA	卫生技术评估
HITAP	健康干预和技术评估程序

IPD	住院部
MNC	跨国公司
MOPH	公共卫生部
NLEM	国家基本药物目录
NHSO	国家医疗保障办公室
NDSDC	国家药品系统发展委员会
OPD	门诊部
OTC	非处方药渠道（药店）
PReMA	药品研究与制造商协会
RDU	合理用药
SMP	安全监测计划
SSS	社会保障计划
TPMA	泰国药品制造商协会
UCS	全民医保计划
YTD	年初至今

背景

中国正在开展医药行业改革，因为其在药品质量、成本和流通方面面临着日益严峻的挑战。中国医疗支出总额中大约 40% 用于药品，而其中的许多药品对于提高中国人民的健康水平并非是必需和有效的。为了协助中国政府制定出更好的药物政策，昆山杜克大学与国务院发展研究中心合作对与药物生产、流通、采购和定价有关的国际经验和有效做法进行分析和总结。这些国际经验源于几个案例研究，两个来自高收入国家（澳大利亚和德国），两个来自中等收入国家（泰国和印度）。由于东盟经济共同体（AEC）尚未运行，本项研究仅以单个国家为基础。本文讲述的主要是泰国的经验。

目标

根据工作大纲，本报告应当包括下列方面：①药品采购：负责采购的机构、采购／购买方法。②药品流通：流通情况。③药品定价：定价体系、定价方法及机制（价值链分析）。④基本药物：基本药物目录的定义和调整、基本药物目录和其他目录之间的关系、基本药物价格分担。

一、法律框架

泰国医药产品管制始于 1909 年对掺假药品和麻醉物质的使用禁令，此前对药品并无实际管制。1922 年颁布的《有害与成瘾药品法》是首部立法。但直到 1929 年才开始对药剂师的药品制造和配药职责进行规定。

自泰历 2493 年的《药物销售法令》（公元 1950 年）于 1951 年开始生效后，泰国才开始改进药品监管工作。除控制实际销售外，该法令还包括多方面的药物管制工作。例如，法令中涵盖了医药产品的生产控制、注册以及药品质量的标准要求等内容。

经过数年的努力，颁布了泰历 2510 年（公元 1967 年）的《药品法》，用以取代 1950 年的《药物销售法令》。1967 年的《药品法》实际涵盖了药品监管的各个方面，该项立法实施了近二十年。为了应对越来越多的制药厂商和不断变化的情况，该项立法进行了四次修订，直到泰历 2530 年（公元 1987 年）制定了新的《药品法》。新的药品法具有如下主要特色：

①将药品分为两大类别：现代药和传统药。现代药可进一步分为四类，家庭常用药（household remedies），该类药品的销售不需要执照；处方药（ready-packed drugs），在药店通过护士或其他医疗专业人士出售；危险药品；以及特殊管制药品。危险药品无需处方即可购买，但必须由药剂师配制。因滥用而会对健康产生潜在有害影响的药品列在最后一个类别，需要凭处方才能购买。

传统药指传统药物官方药典中载明的可用于本土或传统医疗保健的药

品，或公共卫生部长宣布为传统药物的药品，或允许注册为传统药的药品。对这类别药物的控制和注册都不如现代药严格。

②经授权，公共卫生部可在政府公报上公布特殊管制药品清单、危险药品清单，以及需要附加标签的特殊药品清单（如有效日期、警告等）。

③法律规定生产、进口和销售医药产品需要获得许可。要申请许可证，须符合部级法规确定的规则、措施和条件。

④对生产、进口或销售持证方和药剂师的职责也进行了规定。例如，持有现代药生产许可的厂商，在产品投入市场之前，必须对其所生产的每个批次产品的有效成分量进行分析。

⑤持证厂商在生产或进口产品之前必须先对其产品进行登记。如果事先未经当局许可或批准，不得对已注册产品的细节和配方进行更改。

⑥如果持证方违反或不符合规定，公共卫生部长有权暂停或吊销其许可证。

（一）《药品法》

泰历 2510 年（1967 年）的《药品法》目前依然有效，而泰历 2546 年（2003 年）新《药品法》正处于正式颁布的最后阶段。对泰历 2530 年（1987 年）《药品法》的修订尝试艰苦且耗时。在该项立法生效之后，许多方面都会发生相应改变，例如：

药品类型将被重新分为三个新类别：处方药、药房配药和非处方药。不再允许医生为病人配药。无法遵守良好生产实践（GMP）原则的制药厂商不得再从事药品业务。新法律在修改 GMP 要求方面具有更大的灵活性。根据新的法律，GMP 要求可由药品委员会修订和批准，并由公共卫生部长予以公布，而不再需要像 1987 年法律规定的那样要获得国会批准。国有企业或机构不再拥有许可证和产品注册的豁免权。医药产品注册可通过两个渠道进行：常规药物注册渠道以及泰国传统药物注册渠道。产品许可证须每五年换发一次。如果后续有证据证明药品不具有科学有效性，药物委员会将有权召回任何药物产品。食品和药物管理局将有权对申请许可证、注册、档案评估和审批流程的相关服务收取一定的费用，包括产品测试费用。将首次实施产品责任制度。消费者严格按照产品说明使用药品后，如果发生了任何严重损害，可以直接起诉药品制造商并获得赔偿。如果广告宣传内容与获得许可的药物之间存在偏差，应发布进一步的道歉广告及正确说明以便让公众知晓。与之前金额相比，罚款金额将增加十倍。允许药剂师在多个药店工作。

监管程序：

根据《药品法》，药品委员会成员由公共卫生部长任命，每届任期两年，主要职能是为公共卫生部长提供药品控制管理相关的监管和技术建议。该委员会还有权批准或撤销药品注册、制定标准规范、准则和指南，包括暂停或吊销生产、进口、流通或销售许可证。药品委员会由 14 名常任委员组成：其中五名委员为曾在相关制药机构任职的前政府官员，其他委员为制药和医学专家。委员会可以下设专业委员会来帮助其开展某些工作。目前已经成立了 19 个专业委会：

传统药与草药注册审批专业委员会，人用现代药（新药）注册审批专业委员会，人用现代药（仿制药）注册审批专业委员会，人用现代药（生物制品）注册审批专业委员会，畜用现代药注册审批专业委员会，人用已注册药品再评估专业委员会，用药安全监督专业委员会，药品广告审批专业委员会，制定良好生产实践（GMP）标准专业委员会，生产或进口药品临床试验审批专业委员会，制定生物等效性研究标准专业委员会，临床试验良好标准（GCP）监督专业委员会，畜用制药原料与产品问题解决指南制定专业委员会，药品质量评估和审批及质量一致性测试专业委员会，制造商、进口商、流通商和药店许可证审批专业委员会，特定任务的专业委员会：生物药品政策制定和推广专业委员会，生物药品标准制定专业委员会，特定药品注册所需自由销售证书豁免专业委员会，生长激素产品注册审批专业委员会。

新的《药品法》对以下方面进行了非常详细的规定，包括：药品生产；企业授权，包括生产、营销、销售、质量控制，申请授权程序；生产商鉴定、注册、标注、患者和专家信息；质量要求和控制（药典）；药物安全监视机构。还考虑了临床试验中对人的保护、动物用医药产品、药品进出口、体育运动用药、药物引起的损害赔偿责任、刑罚条款以及行政罚款。法律中还包括了一些临时性和过渡性的修订。

（二）知识产权法

泰国知识产权法涵盖制药行业。对新化合物进行专利注册并进行一段时间的专利保护，以阻止仿制药上市。专利过期后，本土化的仿制药才可以上市。通常，制药相关知识产权涉及的法律包括：

①泰历 2522 年（1979 年）的《专利法》及其修正案。应向商务部知识产权部门的专利办公室提出（www.ipthailand.go.th/en）专利申请。可通过此网址查询有关申请程序和费用的指南。

②泰历 2534 年（1991 年）的《商标法》及其修正案。根据《商标法》规定，医疗产品品牌可以注册为商标。没有专门的药品商标注册规定。申请药品销售许可无需事先向药品监管局申请商标使用权。商务部 5 号通知禁止注册与国际非专利名称（International Non-proprietary Name，INN）相似或相同的标志。该通知自 2000 年开始生效。

③泰历 2537 年（1994 年）的《版权法》及其修正案。可获得版权的作品必须是包含观点表达、作品类型、原创性并具有合法性的作品。版权作品的保护不需要申请注册，一般的保护时间是作品创作者有生之年加上去世后 50 年。

④泰历 2545 年（2002 年）的《商业秘密法》及其修正案。商业秘密指配方、剂型、程序或方法等外人不可获知的信息。商业秘密的所有者必须适当保护和保有这些信息。

表 1　　　　　　　　　　　四种类型知识产权法的对比

	专利	商标	版权	商业机密
保护内容	新发明、新设计	品牌，和产品一起使用	自身原创性作品	组织机构内的保密贸易信息
开始保护时间	从提交之日开始	从注册之日或首次使用之日开始	从作品完成之日起（不需要注册）	从信息存在之日开始
保护持续时间	20年	10年 + 每10年续签一次	作者终生+ 50年	直到公开披露信息为止
保护区域	注册国家范围之内	注册国家范围之内	全世界范围内	全世界范围内

2007 年规定的强制许可（CL）在制药厂商和贸易协会中引发了很大的争论。尽管其对挽救艾滋病病人产生了巨大的影响，但对整体经济的影响仍需要仔细考虑。

二、药品采购

（一）市场结构

整个市场由制药商、流通商、医院、药店和诊所组成。制药行业只是生产最终产品的最后环节。除草药外，泰国既不对新化合物进行研发，也不生产原料药。消费者购药的主要渠道是医院和药店。泰国是配药市场（dispensing market），大部分产品在药店无需处方即可买到。

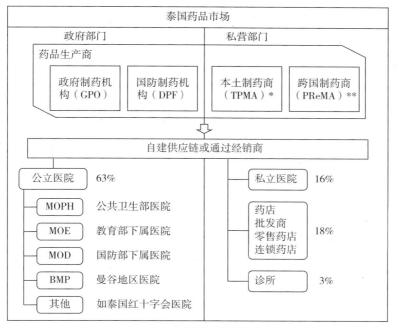

图 1　泰国药品市场结构

注：＊泰国药品制造商协会，＊＊药品研究与制造商协会。
数据来源：IMS 销售审计的市场数据。

1. 制药商

药品生产商可以分为本土制药商和进口商。根据泰国食品和药物管理局（FDA）规定，泰国有注册的制药商。对跨国公司来说，可以进口成品药物或分委托第三方制药商生产，如 Olic 有限公司、InterThai 有限公司。泰国食品和药物管理局要求所有制药商都严格遵守良好生产实践标准，即药品检查合作计划（Pharmaceutical Inspection Co-operation Scheme，PIC/S）。

药品研究与制造商协会（PReMA）由 36 家企业成员组成，大多数是跨国公司。这些公司的销售额合计占整个市场的 72%。泰国食品和药物管理局的注册信息显示，本土制药商已经从之前的 300 多家降低到了现在的 175 家，其中约 60 家是泰国药品制造商协会（TPMA）的成员。

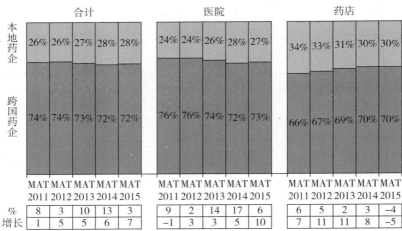

图 2　本土和跨国制药商份额

表 2　注册的药品制造商和进口商

类型	曼谷	内陆	合计
制药商			
现代药	94	90	184
草药	289	661	950

（续表）

类型	曼谷	内陆	合计
进口商			
现代药	635	86	721
草药	182	17	199

2. 流通商

流通企业在药品市场中发挥了重要作用，自建渠道销售的药品仅占不到 5% 的市场份额。制药商和进口商可以选择利用自身资源进行销售，也可以委托流通企业进行销售。通过流通企业销售的好处主要是可避免货款托收问题。虽然付款期限一般为 2 ~ 3 个月，但一些政府医院可能将付款延迟长达 12 个月。根据每年政府预算的拨付情况，实际的平均支付约为 3 ~ 6 个月。如果通过流通企业进行销售分销，则可以消除延迟付款的财务风险。

表 3　　　　　　　　　　　泰国的药品分销商

分销商	所占销售份额（%）
Zuellig Pharma	55
DKSH （Diethelm Keller Siber Hegner）	42
Pacific Healthcare	1.2
US Summit	0.8
Berli Jucker	0.6
BLH	0.4
总计	100

资料来源：2015 年第二季度开放销售交易所数据。

3. 制药产品

泰国的制药产品可以分为现代药或草药。现代药又可分为专利药和仿制药。所有药品在销售前都需要获得食品和药物管理局药物部门的批准和许可。许可是永久性的（按照现行《药品法》规定）。但是，制药商或进口商每年需要向食品和药物管理局提交年度生产或进口报告。如果连续两年没有生产或进口记录，FDA 有权取消其注册。

表 4   泰国现代药许可数量

批准年度	医药产品		合计
	生产	进口	
1983	203	5	214
1984	716	24	765
1985	1127	34	1195
1986	1357	74	1463
1987	1263	33	1368
1988	705	22	760
1989	510	23	566
1990	388	27	439
1991	384	30	452
1992	252	15	303
1993	436	28	488
1994	292	28	335
1995	546	33	626
1996	550	74	682
1997	843	116	1014
1998	942	195	1190
1999	658	198	942
2000	969	99	1167
2001	892	147	1142
2002	409	150	677
2003	541	247	1039
2004	448	356	1078
2005	516	291	1023
2006	557	384	1249
2007	793	514	1621
2008	705	635	1588
2009	607	588	1440
2010	710	633	1716
2011	541	577	1337
2012	830	508	1545
合计	19690	6088	29424

4. 医院

医院是药品销售的主要渠道。医院由不同政府机构设立，有如下分类。

（1）公共卫生部（MOPH）下属医院

①公共卫生部常设秘书办公室下属医院。

地区医院（Regional Hospital）：位于省中心，至少设 500 张床位，提供三级医疗卫生服务（tertiary care），有综合的专家团队。2014 年，总共有 28 家地区医院。

综合医院（General Hospital）：位于省会或主要区域，提供二级医疗卫生服务，设 200 ~ 500 个床位。2014 年，总共有 88 家综合医院。

社区医院（Community Hospital）：位于一般地区，可进一步按大小分为：大型社区医院，设 90 ~ 150 张床位；中等社区医院，设 60 张床位；小型社区医院，设 10 ~ 30 张床位。社区医院可提供初级卫生服务和预防保健工作。2014 年，总共有 768 家社区医院。

②医疗服务司（DMS）下属医院。

医疗服务司和公共卫生部下属的医院，如癌症、胸科疾病、皮肤病、神经专科和其他一些全科医院，共有 32 所。

③精神卫生司（DMH）下属医院。

精神卫生司负责处理精神卫生、儿童虐待等问题。2014 年，总共有 17 所相关医院和一些精神卫生中心。

（2）教育部（MOE）下属医院

教育部下属医院主要是大学附属医院。这些医院可提供覆盖各个领域的超三级医疗卫生服务，可以培养医学专业学生，还可以开展医学研究工作。其中最大的医院（整个东南亚地区）是诗里拉吉（Siriraj）医院，设有 2600 多个床位，有 1200 多名医生。泰国大多数医院都可将病人转诊至作为转诊中心的诗里拉吉医院。

（3）国防部（MOD）下属医院

泰国皇家陆军医学部（AMed）下属医院，包括 Pramongkutklao 医院、

Anantamahidol 医院、Suranari Camp 医院、Vachiravut Camp 医院和 Naraesuan Camp 医院。

海军医学部（NMD）下属医院，包括 Prapinklao 医院、Sirikit 医院、Arpakorn Kiettiwong 医院。

泰国皇家空军医疗服务理事会（MRTAF）下属医院，包括 Bhumibol Adulyadej 医院和 Chandrubeksa 医院。

（4）曼谷大都会（BPM）区域医院

曼谷有 9 所医院，总计 1845 张床位。除提供常规治疗和二级医疗卫生服务外，曼谷大都会区域医院还设有名为 Erawan 中心（号称曼谷 EMS）提供紧急医疗转诊服务。

（5）其他

这些都是独立医院，如泰国红十字会、警察医院、铁路医院、港务局医院、大都会电力局医院、烟草局医院和狱政局医院等，主要为内部员工提供服务，也对公众开放。

5. 药店

按照有关药店许可的新法规要求，从 2013 年开始的 8 年内所有药店都将归类为现代药店（需要配备全职药剂师）和批发商（wholesaler）。然而，目前仍有超过 6000 家药店并未配备全职药剂师。泰国现代药店的总数是 15359 家（2014 年），其中曼谷 4794 家，内地 10565 家。连锁药店在这一市场也扮演着重要的角色。表 5 显示了泰国主要连锁药店情况。

表 5 　　　　　　　　　　2015 年第二季度连锁药店分店数目

连锁药店	所有者/合资方	分店数目	分店所占比例（%）
Watson	中央	340	25
Boots	英国博姿集团	249	18
Pure	BigC	155	11
Fascino	Pharmahof	150	11
Save Drug	曼谷医院	130	10
Exta	CP All	110	8

（续表）

连锁药店	所有者/合资方	分店数目	分店所占比例（%）
P&F	P&F Integrate	84	6
D Chain	Tesco	58	4
Tsuruha	Sahapattanapibul	24	2
Drug Square	SCS Sport	13	1
Apex Healthcare		12	1
Pharmax		8	1
其他		25	2
总计		1358	100

资料来源：Hfocus Prachachart Turakit，多渠道访谈资料，2015 年 8 月 31 日。

（二）政府采购

在泰国，所有政府医院的药品采购都应遵守泰历 2535 年（1992 年）[①] 的《总理办公室采购法规》。该项法规中描述了 6 种政府采购方法。

①价格协商法：适用于金额在 10 万泰铢（2860 美元）以内的药品采购。采购官可以与卖方或供货商直接联系，就药品价格达成一致。首席采购官可在政府机构负责人批准的预算内开展药品采购或签订合同工作。

②询价法：适用于金额在 10 万～20 万泰铢（2860 ～ 57140 美元）之间的药品采购。该方法对采购法第 40 ～第 43 条所述内容进行了详细说明。大部分药物采购使用这种方法。

③竞争性招标法：适用于金额超过 20 万泰铢（超过 57140 美元）的药品采购。该方法对采购法第 44 ～ 56 条所述内容进行了详细说明。高成本和大批量药品的采购均采用这种方法。

④特殊方法：适用于按照采购法第 57 条所述金额超过 10 万泰铢（2860 美元），但属于紧急情况、重复采购、直接从海外采购等特殊情况的药品采购。

⑤特殊情况法：与特殊方法类似，但采购金额在 10 万泰铢（2860 美元）以内。

---

① http://www.gprocurement.go.th/wps/wcm/connect/ecc171804e5b9236b12fb798b30d1a79/Regulations+of+the+Office+of+the+Prime+Minister+on+Procurement%5B1%5D.pdf?MOD=AJPERES.

⑥电子拍卖法：泰历 2545 年（2002 年）纳入新的《政府采购法》。该方法适用于金额超过 20 万泰铢（57140 美元）且通过电子方式提交的药品采购。密封投标，中标价格必须低于中间价格或总价低于预算，如一轮不成功则需重新提交，直到确定最终价格。

《采购法规》第 60 ~ 第 64 条对药品和医疗用品采购的具体情况进行了详细说明：

第 60 条　政府机构的药品采购应当根据国家药品委员会设定的国家主要药物目录中的通用名称采购。公共卫生部下属机构目录内药品的采购预算不得低于 80%，其他政府机构目录内药品采购预算不得低于 60%。

第 61 条　药品和医用耗材（如网垫、棉花、注射器、针头、夹板、牙科材料、X 射线胶片等）的采购，如果政府制药机构有产品，除国防部下属的医疗机构需从军事制药厂采购外，其他政府机构都应从政府制药机构采购。皇家警察需要的药品既可从政府制药机构采购，也可通过特殊方式从军事制药厂采购。然而，不论是从政府制药机构还是从军事制药厂采购，相同通用名药品的采购价格不得超过公共卫生部规定基础价格的 3%。

第 62 条　在国家主要药品和医用耗材通用名目录内，政府制药机构不生产但有市售产品的，政府机构可按照下述规定从政府制药机构或任一销售商或制造商处采购。

①通过询价法或竞争性招标方法采购时，政府机构每次均应通知政府制药机构。如果政府制药机构的药品价格与通过询价法或竞争性招标方法从投标商处了解的投标价格相同，或低于投标价格，则政府机构应从政府制药机构处采购。

②通过价格协商法或特殊方法采购时，采购价格不得高于公共卫生部规定的基础价格。

第 63 条　如果内阁颁布了任何法律或决议，规定从特定机构处采购药品和医用耗材，则政府部门应当按照特殊情况方法从规定的机构采购。

第 64 条　公共卫生部负责向各个政府机构通报国家药品委员会制定的国

家主要药品目录及其基础价格和医用耗材目录。政府制药机构负责向各政府机构通告其按照主要药品和医用耗材目录生产和销售的产品清单。

从包括药品采购市场在内的不同市场实践来看，这些采购方法并不成功。政府打算采用新的方法淘汰这些法规，即通过电子采购的方法避免采购商与销售商面对面沟通。新的政府采购方法（eGP）于 2015 年 10 月发布，将于 6 个月后（即 2016 年 4 月）开始全面实施。这种新的采购理念将药品分为复杂药品和简单药品。复杂药品将采用电子投标方式（eBidding）采购，简单药品将通过电子市场方式（eMarketing）采购。目前所有药品都归入了电子投标类别。这一理念将取代目前采用的询价法和竞争性招标方法。eGP 的整体架构如图 3 所示。

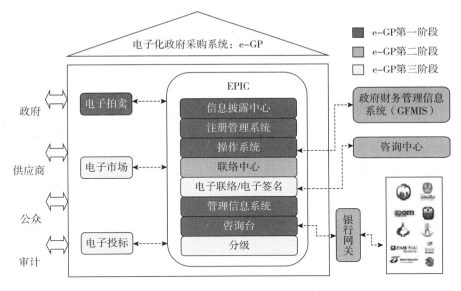

图 3　新的电子化政府采购系统

推行电子化采购的目的是替代目前的医药产品采购方式。具体执行时将对所有药品提前进行编码，所有步骤均采用电子方式，并将引入分级系统。供应商的分级及产品的"性价比"将会纳入医院（或公共卫生部）的考虑范围。推行电子化采购后，预期将使政府预算降低至少 10%。

三、药品流通

泰国是配药市场（dispensing market）。除特殊管理药品、麻醉药品、精神药物、抗肿瘤药品以及安全监测项目（SMP）涉及的新药外，绝大多数药品均可不需处方即可在药店购买。

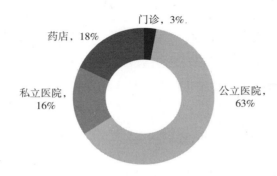

图 4　泰国的药品流通

在为所有不享受其他医疗保健福利的公民建立全民医保计划后，药品的主要销售渠道是政府、医院。可用药品生产商、政策制定者、付费方、服务提供方和患者之间的关系对药品市场和流通情况进行描述，如图 5 所示。

2000 年之前，药店和医院销售的药品分别为 40% 和 60%。大多数人没有医疗保险，主要通过药店寻求基本治疗。2001 年，政府开始实施"30 泰铢就医计划"，为公众提供医疗福利。患者仅花费 30 泰铢即可就医（当时相当于 1 美元），并可接受除高成本治疗外的大多数治疗。实践证明该项目是可持续的，目前仍在国家医疗保障办公室（NHSO）的管理下实行。这项计划使得泰国药品通过医院销售的比例达到了 80%，通过药店销售的比例降到了 20%。

医院和药店销售的药品都主要是跨国公司产品。从销售额上看，跨国公司药品和本土药品的比例为 72 ：28。

分区域来看，尽管曼谷人口只占全国的 10%，但药品销售额却占全国的 38%，如图 7 所示。

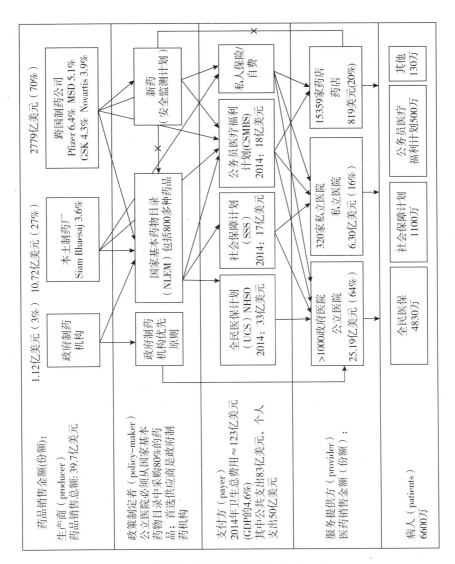

图 5　医药市场的五个"P"

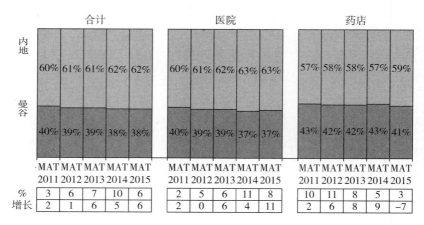

图6　过去5年曼谷和内地的药品流通情况

资料来源：IMS，2015年第二季度。

排名 MAT 2季度				%	%
1	1	PFIZER INTER CORP	8839	6.4	−3
2	2	MERCK SHARP&DOHME	7031	5.1	−3
3	3	GLAXOSMITHKLINE	6024	4.3	0
4	6	NOVARTIS	5378	3.9	14
5	7	SIAM BHAESAJOO	5014	3.6	−8
6	5	ROCHE	4997	3.6	−4
7	4	SAMOFI AVENTIS	4921	3.5	0
8	9	GPO	3938	2.8	6
9	8	BERLIN PHARM IND	3856	2.8	−7
10	10	ASTRAZENECA	3029	2.2	−4

图7　2015年十大制药商和所占份额

资料来源：IMS，2015年第二季度。

在销售情况最好的十家公司中，只有2家是本土制药商。排名前三的公司与上年保持一致，分别为辉瑞（6.4%）、MSD（5.1%）和葛兰素史克（4.3%）。

在药物类别方面，胆固醇调节药物的销量最高。然而，这只是预算零增长阶段（no growth period）的销量，立普妥的仿制药已经上市。图8显示了销量最高的十大药物类别。其中深黑色条表示该类药物总销量，而浅灰色条表示该类中销量最高药品的销量。

			% 合计	每种类别中销	%
C10A PFIZER INTER CORP	900	6412	-0.3	LIPITOR	-18
N03A MERCK SHARP&DOHME	678	4175	14.5	LYRICA	2
J01D GLAXOSMITHKLINE	446	3713	-3.5	ZEFAXONE	-26
J01C NOVARTIS	706	3646	1.5	ASTAZ-P	80
J01P SIAM BHAESAJOO	824	3267	13.6	PENEM M.H.	37
C08A ROCHE	845	3181	-3.4	AMLOPINE	-17
A02B SAMOFI AVENTIS	519	2795	-1.7	PREVACID	2
M01A GPO	776	2783	-0.8	ARCOXIA	4
B03C BERLIN PHARM IND	989	2752	-1.8	RECORMON	-1
C09A ASTRAZENECA	444	2571	-14.1	TANZARIL	-12

图8 2015年十大治疗药品的销量

资料来源：IMS，2015年第二季度。

过去几年，受政治不稳定的影响，泰国医药市场也经历了困境。2013年红衫军与黄衫军造成的动荡使市场发展放缓，2014年开始有所提升。然而，在军事政府控制下，泰国经济整体仍然增长缓慢。可以从三个不同来源的数据衡量医药市场的增长情况。一是IMS审计数据，这是医药行业最常用的参考，二是PReMA开放销售数据，显示跨国公司的实际销售额，最后是主要经销商永裕（Zuellig Pharma）的数据，其销售药品占泰国市场55%的份额。

增长	2013年	2013年	2013年	2013年	2014年	2014年	2014年	2014年	2015年	2015年
ims	7.5% ETH:7.2 OTC:8.8	6.6% ETH:6.7 OTC:6.2	6.3% ETH:6.1 OTC:6.7	6.3% ETH:5.8 OTC:8.2	11.7% ETH:13.4 OTC:5.3	9.7% ETH:11.6 OTC:3.5	8.0% ETH:10.4 OTC:0.2	8.4% ETH:11.3 OTC:-1.2	1.6% ETH:5.2 OTC:-10.5	N/A N/A
PReMA	0.1% ETH:-0.9 OTC:5.3	-0.6% ETH:-2.9 OTC:10.9	-0.7% ETH:-2.6 OTC:8.4	0.2% ETH:-2 OTC:10.5	6.9% ETH:7.6 OTC:3.9	5.6% ETH:6.0 OTC:3.8	4.1% ETH:4.1 OTC:4	4.8% ETH:5 OTC:4.1	-1.3% ETH:-1.7 OTC:0.7	0.7% ETH:0.9 OTC:0.2
ZUELLIG PHARMA	-0.4% ETH:-1.9 OTC:6.7	-1.4% ETH:-2.7 OTC:4.9	-1.2% ETH:-3 OTC:7.8	0.4% ETH:-1.5 OTC:10	10.4% ETH:13.3 OTC:-1.7	10.9% ETH:12.2 OTC:5.0	9.8% ETH:11.2 OTC:3.8	10.1% ETH:11 OTC:6.2	2.0% ETH:-0.4 OTC:13.8	1.8% ETH:0.2 OTC:9.9

图9 三个主要来源的医药市场增长情况

IMS 数据显示，2013 和 2014 年泰国医药市场的增长分别为 6.3% 和 8.4%。

四、制药成本和定价

（一）基本数据

泰国商务部国内贸易局（DIT）负责控制包括药品在内的消费品价格。1999 年实施了《商品与服务价格法》，要求所有药物的价格均应向国内贸易局申报。制药商负责设定药品的交易价格及对消费者的建议零售价，并报送国内贸易局。每次上调药价前，制药商均有责任上报调价原因以获得批准。必要时国内贸易局有权控制药品价格。

一般来说，跨国制药企业根据其地区办公室的定价政策设定药品价格。由于规模和谈判能力不同，每个渠道的销售价格也不同。返利产品（bonus goods）是形成不同渠道的价格差异的重要原因。如表 6 所示，每个医院或药店的净价有很大不同。

表 6　　　　　　　　每个渠道的出厂价格和交易标价（%）

	报价（由制药商设定）	销售给医院的价格	销售给药店批发商的价格	销售给药店零售商的价格	标牌价格（由制药商设定）
药品A（代表跨国制药商）	100	60～100（平均85）	80～90（平均85）	90～100（平均95）	150
药品B（代表本土制药商）	100	20～90（平均60）	50～70（平均60）	60～80（平均70）	200

资料来源：市场估测：S.Teerakulchon。

单个医院或药店接受价格后，会据此设定对消费者的销售价格。在政府医院，药品利润由医院委员会控制，大多数加价 10%。在私立医院，药品利润可能会更高，具体取决于成本、竞争或治疗领域等情况。不同渠道一般的加价情况如图 10 所示。

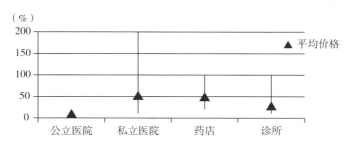

图 10　每个渠道的利润加价情况

（二）价格监管

三大主要支付方采用不同的方法进行监管。国家医疗保障办公室（NHSO）和社会保障办公室（SSO）按照登记人数采用按人头付费的方法，因此控制成本的压力在医院。某些高成本的治疗方法是单独进行管理的，通过与制药商直接谈判的方式控制价格。公务员医疗福利计划（CSMBS）采用实报实销的方式。审计长公署很难控制费用支出。政府进行了多次尝试试图减缓药品支出以控制医疗成本，过去四年里，这些措施在控制总成本方面发挥了良好作用。

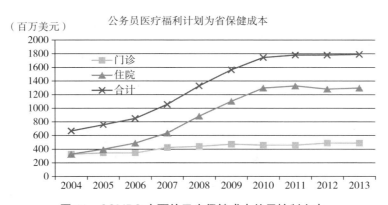

图 11　CSMBS 方面的卫生保健成本处于控制之中

资料来源：CGD。

1. 国家基本药物目录

制定国家基本药物目录（NLEM）的目的在于把满足泰国人口健康所必需的药品筛选出来。国家基本药物目录被设计为"最优目录"，旨在形成一种机制以支持和促进所有利益相关方合理用药。同时，该目录也可为各大健康保险计划（如 SSS、CSMBS 和 UCS）提供制定药品福利的参考。

制定国家基本药物目录的主要原则是入选的每种药物都必须证明其功效 / 有效性、好处大于风险、效能（具有成本效益），以及对预算的影响是可负担的。因此，在筛选国家基本药物目录药物时有三个步骤。第一步是评估药品的功效 / 有效性和安全性；第二步是在此基础上评估药品的效能（即成本效益）；第三步是测算如果将这些有成本效益的药品纳入的话需要耗费的资源，以便各大健康保险计划的管理者能够据此估算其负担能力。以上三个步骤的所有信息被提交给国家药品系统开发委员会（NDSDC）主席后，由其决定是否能将该药品纳入国家基本药物目录之中。

2008 年以来，根据国家专家组制定的健康技术评估（HTA）指南，对这些已证明功效 / 有效性和安全性的药品进行了明确的效能（成本效益）评估，并得到了国家基本药物目录制定专业委员会的认可。

最新的国家基本药物目录包括了 831 种药品，分为以下 5 类：A 类共 386 种，是所有医院的基本治疗用药。B 类共 80 种，作为无法采购到 A 类药时替代药物。C 类共 184 种，供专科医生使用或需经医院院长批准使用的药品。D 类共 142 种，大多属于昂贵药品，需进行用药评价以判断是否可以支持使用。E 类分为两个小类。E1 属于政府特殊项目用药，包含 20 种药品，主要是抗艾滋病药物和 3 种血液病用药。E2 包括 19 种药品，仅作为少量患者的最后选择，主要是抗病毒药、抗癌药物等昂贵药品。

社会保障计划和全民医保的患者严格使用国家基本药物目录（不同医院可能采用不同的目录）。公务员医疗福利计划的病人，只要医生能够提供适当理由，可以采用国际基本药物目录以外的药品。

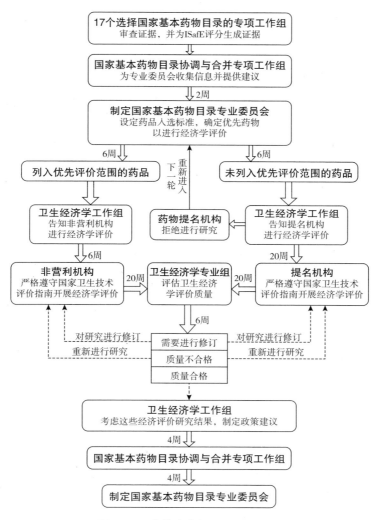

图12 国家基本药物目录制定过程

资料来源：HiTAP，2015。

　　泰国卫生技术评估（HTA）准则于2013年进行了修订，加入了第一次制定时没有讨论过的一些重要议题（如预算影响分析、社会和伦理影响评估指南），还包括了很多最新的方法学问题。

　　第二版卫生技术评估准则已经获得了国家基本药物目录制定专业委员会

的批准，将用于开展卫生经济评价和预算影响分析，用于判断药品是否具有成本效益、是否可负担以及最终是否应纳入国家基本药物目录。

2. 参考价格（中间价格，medium price）

通常，所有政府采购均参考相关的参考价格。采购的最高价格不应超过中间价格。设定中间价格的过程应考虑参与性、公平性、透明性和可评估等原则。政府设定中间价格以适应市场环境，便于及时更新，并采用以事实为基础的信息建立数据库。

定价方法为：①成本加成定价法。②利润封顶法。③比较定价法。④价格协商法。⑤药物经济学计算法。

所有药品被分为两类，即高竞争性药品和垄断药品。有多个供应商的药品归为高竞争性药品，因此价格能很好地反映成本。通过比较不同医院的采购价格，采用比较价格法设定"中间价格"。会综合考虑各种统计参数，如众数、平均值和中位数等，以便确定最合理的中间价格。

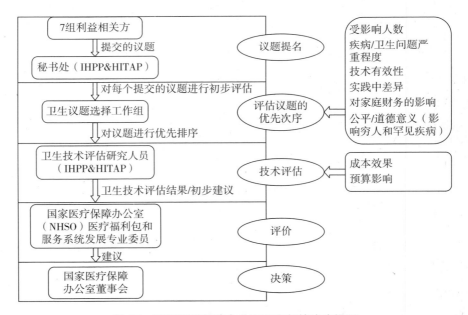

图 13　国家医疗保障办公室制定新的疾病福利

垄断（或寡头垄断）药品采用多种方法设定中间价格。定价时会考虑药物的可替代性，包括药物等效性、化学组等效性或治疗组等效性等，以调整制定中间价格。没有任何替代治疗的情况下，会参考其他国家成本加成定价法和药物经济学计算法的相关信息（如有），与本地价格进行对比，然后通过价格谈判与经销商确定药品的中间价格。

	泰国	中国
结构：涉及报销目录制定的机构 中央政府机构 政府授权机构/委员会	公共卫生部 食品药品管理局（FDA）	人力资源与社会保障部和其他相关部委 省级部门
过程：制定报销目录	健康干预和技术评估项目（HITAP） 步骤 行业提交申请 临床福利和安全评估 药物经济学评价与预算影响分析 价格谈判 获得部级批准 决策标准 安全性与功效得分及成本指数 成本效率临界值，如每个质量调整生命年的人均国内生产总值（GDP） 预算影响	步骤 临床福利和安全评估 药物经济学评价与预算影响分析 专业小组审查并制定初步目录 超过2000名专家投票 报销限制建议 获得部级批准 决策标准 安全性、功效和临床需求 其他国家的价格与药物经济学评价资料 预算影响
成果：报销目录	国家基本药物目录（NLEM）	国家基本医疗保险药品报销目录

图 14 泰国和中国国家基本药物目录制定的比较

3. 电子政府采购（eGP）

2015 年 10 月公布的电子政府采购（eGP）方案于 2016 年 4 月全面实施。这项新的采购程序能减少买卖双方的直接接触从而减少腐败。电子投标方式（eBidding）允许医院自行设定加权标准，如价格、供应商分级或绩效指标。供应商在投标期间必须遵守相关步骤，并在规定时间提交报价。如有需要，审计长公署（CGD）的中央审计工作组可详细检查每个医院的采购情况。

实施电子采购的目的是将开支控制在预算内，预算总额从今年开始将实施零增长。

（三）控制药品支出的其他活动

1. 合理用药

公务员医疗福利计划是允许实报实销并采用国家基本药物目录之外药物的唯一方案。这种方式导致门诊报销剧增，审计长公署难以有效控制。最近推行的一项成本控制措施是强化合理用药（即 RDU），对合理用药指南进行了更新，采用了下列策略来控制成本。

①加强药房和治疗委员会（PTC）：建立系统以控制和审查合理用药，管理医院处方集，确保药品质量，确保用药安全，控制药品支出，对员工进行合理用药教育，控制制药厂商的所有推销活动。

②制作病人信息标签和宣传页。

③合理用药基本工具。

④提高卫生人员和病人对合理用药原则的认识。

⑤特殊人群护理。

⑥处方道德教育。

审计长公署支持这一理念，规定如果有任何处方不符合合理用药理念，将可以对医院报销情况进行审查。强化第一线药物优先使用原则，为使用其他替代用药制造障碍。

2. 诊断相关组付费（DRG）

诊断相关组付费（DRG）是一种在多个国家实施的成本控制方法。泰国自 2002 年以来在住院报销方面实施了诊断相关组付费方式。公务员医疗福利计划使用几个医院的报销资料为每种类型的治疗制定了支付标准，并用于住院费用报销。这样可有效控制住院费的成本，但并不适用于门诊报销，门诊服务的成本比住院服务高出三倍多。

3. 卫生技术评估（HTA）

卫生技术评估用于为卫生政策制定提供支持。2007年建立的健康干预和技术评估项目（HITAP）是一个非营利机构，负责对卫生保健服务进行整体评估。对包括安全性、有效性、成本、对社会的影响等各种因素进行考虑，最终为国家筛选出最优的卫生技术。

参考文献

[1] Annual Report of the Department of Mental Health, Ministry of Public health. http://www.dmh. go.th/ebook/files/รายงานประจา ปี_2557.pdf Last access Sep 25, 2015

[2] Annual Report of National Health Security Office 2013. http://www.nhso.go.th/eng/Files/ content/255804/7beb65df–fd3e–4871–b7af–9781896ee255130740737044951250.pdf Last access Oct. 6,2015

[3] Annual Report of Social Security Office, 2014. http://www.sso.go.th/wpr/uploads/uploadImages/ file/annualreport2014.pdf Last access Oct 6,2015

[4] Annual Report of Government Pharmaceutical Organization. http://www.gpo.or.th/Default. aspx?tabid=197 Last Access Oct. 3,2015

[5] GMP Manufacturerers in Thailand. http://www.fda.moph.go.th/fda–net/html/product/drug/fda_ drug/gmpenglish.htm last access Oct. 14, 2015

[6] Hospitals under the department of Medical Services. http://www.dms.moph.go.th/dmsweb/dms_ eng_v2/index.php?link=org Last access Sep25, 2015.

[7] Healthcare Statistics, Bureau of Policy & Strategy, Office of Permanent Secretary, MOPH. http:// bps.ops.moph.go.th/Res47.pdf Last access Sep 23, 2015

[8] Health Technology Assesment Guideline 2008 http://www.ispor.org/PEguidelines/source/

Thailand−Health−Technology−AssessmentGuidelines.pdf Last access Oct.14, 2015

[9] Health Promotion Foundation Act, Thai Health Promotion Foundation. http://en.thaihealth.or.th/book/3/Health%20Promotion%20Foundation%20Act%20B.E.%2025 44%20（2001）/ Last Access Oct.18,2015

[10] Health Info in Thailand, Health Information System Development Office （HISO） with support by Thai Health Promotion Foundation and Health Systems Research Institute and information support by Ministry of Public Health, National Statistical Office, National Health Security Office. http://www.hiso.or.th/en/index.php Last Access Oct. 20,2015

[11] Health Statistics and Key Performance Index by Bureau of Policy and Strategy, MOPH. http://healthdata.moph.go.th/projectkpi/ Last access Oct. 20,2015 ISafE and the evidence−based approach for essential medicines selection in Thailand. http://drug.fda.moph.go.th:81/nlem.in.th/sites/default/files/drugsmonitor_34−p18−19_0.pdf Last access Oct 5, 2015

[12] Intellectual property rights and pharmaceuticals: a Thai perspective on prices and technological capability. http://www.thailawforum.com/articles/IPR−and−PharmasKuanpoth.html Last access Oct. 20, 2015

[13] MIMS Thailand 136th Edition 2014, Bangkok National Health Security Act 2002, National Health Security Office 2015. http://www.nhso.go.th/eng/Site/ContentItem.aspx?type=MTA= last access Oct. 20,2015

[14] National Health Security Office, Public Organization to respond to the public good management system 2015. http://www.nhso.go.th/eng/Site/ContentItems.aspx?type=MQ%3d%3d Last Access Oct. 6,2015

[15] Thailand Health Statistics by Ministry of Public Health. http://bps.ops.moph.go.th/Healthinformation/index.htm Last access Oct. 18, 2015

[16] PReMA 2014, Code of Practices, 10th Edition, Bangkok

[17] The latest National List of Essential Medicines（NLEM）.（as anounced in the Royal Gazette Thailand Aug 10, 2015）. http://drug.fda.moph.go.th:81/nlem.in.th/sites/default/files/attachments/essential_book58_vol. 2.pdf Last access Oct 5, 2015

[18] The Price of Good and Service Act 1999. http://www.dit.go.th/en/backoffice/uploadfi le/255609171740127152262.pdf Last access Oct 6,2015

[19] Thailand Pharmaceutical Medium Price List 2015. http://drug.fda.moph.go.th:81/nlem.in.th/ medicine-price Last access Oct.14, 2015

[20] The Rationale Drug Use Guildeline 2015. http://drug.fda.moph.go.th/zone_admin/files/ RDU%20final_220615.pdf Last access Oct.14, 2015

[21] The Medical Council of Thailand 2015 Statistics. http://www.tmc.or.th/pdf/Summary2557.pdf Last access Oct. 15, 2015

[22] The Pharmacy Council of Thailand 2015, Pharmacy Act 1994. http://www.pharmacycouncil. org/share/file/file_48.pdf Last access Oct.15, 2015

印度药品政策

印度阿里格尔穆斯林大学

C. Omprakash博士

背景

中国正在开展医药行业改革，因为其在药品质量、成本和流通方面面临着日益严峻的挑战。中国医疗支出总额中大约40%用于药品，而其中的许多药品对于提高中国人民的健康水平并非是必需和有效的。为了协助中国政府制定出更好的药物政策，昆山杜克大学与国务院发展研究中心合作对与药物生产、流通、采购和定价有关的国际经验和有效做法进行分析和总结。这些国际经验源于几个案例研究，两个来自高收入国家（澳大利亚和德国），两个来自中等收入国家（泰国和印度）。本文讲述的主要是印度的经验。

目标

本报告旨在实现下列目标：分析研究印度在药品生产、分销、采购、定价和基本药品使用方面的政策和实践。

一、引言

早期以产品为中心的全球制药产业有着多样化的产品和市场组合，目前正经历着横跨科学、消费者和市场三个领域的变迁。推动这种变迁的因素不仅有人口老龄化、慢性／生活方式疾病的增加、新兴市场的扩张、治疗水平的提高和科学技术的进步，还有政府、卫生服务提供者和卫生保健计划在降低成本、提高医疗效果和展示价值方面的努力（德勤，2015）。

另外日趋明显的是，全球的生命科学研究界正处于一个大变革时代，人们在科学发展和市场开发中越来越强调创新、股东价值和"下一波浪潮"。

处于动态变化中的医疗、监管和商业环境也要求制药企业、生物技术和医疗技术研发公司对其传统的研发、定价、供应链和商业模式做出调整，以便：①支持基于价值的支付模式——许多国家的公立和私立卫生保健体系正在从基于数量的支付模式向基于价值的支付模式过渡。②遏制成本——政府和其他支付部门正在采取价格管制措施，增加仿制药（generics and biosimilars）的使用，以遏制药品和医疗器械的成本。③保持监管合规性——越来越多的监管要求和预期正在对该行业提出新的挑战。④聚焦新兴市场——由于在发达国家收入增速减缓，制药企业进入有活力新兴市场进行扩张的步伐正在加速。

在发展中国家改革卫生保健体系的努力中，药品的生产和分销已成为越来越重要的问题。在许多发展中国家，高企的药价——特别是新配方药的高药价——使得贫困家庭甚至一些中产阶层家庭难以承受。但与此同时，由于缺少政府有效监管，许多发展中国家的药品质量大打折扣，危及公众健康。而且，不合理用药使情况变得更加严重。

（一）印度总览

尽管印度人口超过世界总人口的17%，但其在世界医药市场中的份额仅为1.4%。相比之下，巴西虽然人口仅为印度的1/6，但其在世界医药市场的份额却是印度的两倍。这一情况表明印度人均药品消费水平的低下，意味着这个国家的医药市场具有很好的发展机会。

中产阶级不断增加，其收入和生活方式的变化对一个国家的疾病类型具有直接影响，印度也不例外。印度的药品市场正在逐渐从急性疾病向慢性疾病转变，代谢性疾病、心血管疾病、呼吸系统疾病、中枢神经系统疾病、感染性疾病和胃肠系统疾病正在成为市场关注的主要领域。需要指出的是，尽管正在向慢性疾病转变，但急性疾病的流行在印度仍然存在。

尽管印度是金砖国家中收入分配最平等的国家，但其总人口 20% 的人依然支配着近 45% 的总收入。虽然金砖国家存在着收入不平等问题，但卫生保健费用中个人负担的比例在印度、中国、俄罗斯和巴西所占的份额分别达到 71%、53%、35% 和 56%。另外，金砖国家的医疗保险渗透率非常低，尤其是印度，只有 12%。所有这些因素都限制了人们支付卫生保健费用的能力，特别是在低收入国家（OPPI & 安永，2011 年）。

（二）药品质量

尽管制定了大量保证药品质量的规章制度，但出于种种原因，这些规章制度并不都能得到很好的执行。虽然情况正在改善，但从公共或私有部门定期抽取和检验的样品数量依然十分有限。同时，在没有通过质量检测的样品中，仅有少数受到了处罚，而且实施处罚的周期也很长。

检验、检测、取样、违规和处罚方面的记录保存做得也并不完善。但值得肯定的是，中央和地方监管部门一直在频繁地开展着下列工作：跟踪调查违规和反复违规问题，加大对违规企业的处罚力度，增强对所有环节的定期和突击检查，通过技术利用和工艺改进查验不合格产品、提高产品质量。

此外，药品上市后监控和不良反应监测也开始受到重视，而且得到严格执行。

（三）行业概况

据印度政府药品部称，印度医药产业最近几年增长强劲，营业额从 1990

年的约 10 亿美元上升到 2015 年超过 300 亿美元，其中出口营业额约 150 亿美元。印度当前药品产量位居世界第三，占全球药品总产量的约 10%；产值位居第十四，占全球药品总产值的约 1.5%；非专利仿制药品生产位居全球第四，原料药和片剂出口值居世界第十七位。

"印度药品出口到全球 200 多个国家，包括监管严格的美国、西欧、日本和澳大利亚市场。在基础设施建设、技术基础创建和产品品种开发方面，印度也取得了巨大进步"（印度药品部，2015）。

在印度，药品政策被视为产业政策而非卫生政策。因此，制定药品政策的工作传统上一直由中央政府化学肥料部所属的石油化学部负责。

在印度，医药行业受到一系列繁杂的法规和政策影响，然而并不是所有这些法规和政策都属于石油化学部制定的《国家药品政策(NDP)》的组成部分。除了《国家药品政策》之外，影响印度医药产业的还有《药品价格管制规则》（ DPCO ）、《国家产业政策》、《外汇管理法》（ FERA ）和《印度专利法》（ IPA ）等法规。

自 1947 年以来，印度政府在医药方面的目标一直没有改变：即促进国内医药产业发展，确保公众充分获得优质药品。然而，印度政府为实现这些目标所采用的战略和政策工具，在下述三个阶段有着很大不同：1947 ~ 1969 年、1970 ~ 1999 年、1991 年至今。

1947 年至 1969 年期间，印度政府对医药产业管制很少，跨国公司(MNCs)主导着这一产业的发展。第二阶段是从 1970 到 1990 年，这一时期政府强化了监管，跨国公司成为加强监管的重点目标。在这期间，许多国有公司快速成长起来。20 世纪 90 年代进入第三阶段后，则是政府对医药行业的监管有了实质性的放松。

1994 到 1995 年，为与 1991 年公布的自由化产业政策和进出口政策保持一致，印度对国家药品政策也进行了调整。新的药品政策主要着眼于产业化和贸易，意在促进竞争、自由化和知识产权保护。

1994 到 1995 年的药品政策重新定义了政府部门涉足医药领域的职能。

价格管制大幅度放松，在资产权益、药品生产和经营许可、药品进出口、企业存留利润空间等方面向跨国公司做出了巨大让步。

10 年前，作为签署《与贸易有关的知识产权协议》的直接结果，印度制定并实施了基于产品专利（而非基于工艺专利）的知识产权保护制度（Govindaraj 和 Chellaraj, 2002）。

2002 年印度政府的《医药政策》、2012 年的《国家药品定价政策》和 2013 年的《药品（价格管理）规则》等各项规章制度的出台，为印度医药产业带来了积极变化，对该行业的投资、生产、盈利和国际贸易产生了巨大的积极影响。

作为上述努力的结果，印度的制药产业已经从 50 年前的进口依赖型市场发展成为一个成本合理的优质原料药品、生物药品和配方药品的主要生产者。

认识到这种发展潜力，印度政府于 2008 年 7 月新组建了专门机构（药品部），以期推动制药行业的发展。药品部负责医药产业的政策、计划、发展和管理。

为推动印度本土药品制造业的发展，印度政府发起了"印度制造"行动，并为落实这一行动于 2014 年 12 月组建了一个由药品部秘书担任主管的专门机构，负责处理与促进印度国内药品制造业发展的相关事宜。2015 年 10 月，为促进"让私营部门带动制药产业发展"目标的实现，印度政府还成立了一个部际协调委员会。

二、药品制造

自 2007 年第十一个五年计划启动以来，印度制药产业发展势头强劲，产值增长约 14%，从当时的大约 7100 亿卢比增加到 2009 ～ 2010 年度的超过 1 万亿卢比，其中国内市场约 6205.5 亿卢比，出口不少于 4215.4 亿卢比。印度制药产业的总产量约占全球仿制药总产量的 20%。

然而，印度的制药产业相当分散，由近 1.05 万家企业组成，其中大部分处于无组织状态。其中，约 300 ~ 400 家是有组织的大中型企业，位居前 10 名的制药企业占有 36.5% 的市场份额。在这 1.05 万家制药企业中，约 77% 生产配方药，其余 23% 生产原料药。

根据印度工业联合会（CII）的统计，印度中小型制药企业大约有 8000 家，占印度制药企业总数的约 70%。印度中小型制药企业也在整个制药产业的合同研究和生产服务及临床研究等领域开展业务。一直以来，印度政府一直采取各种办法和措施支持中小企业发展，其中一项努力就是在全国各地成立中小企业联合体。

印度制药产业还存在着生产企业地域分布不均衡的问题。据马舍尔卡委员会（Mashelkar Committee）（2003 年）统计，超过 75% 的生产许可分布在马哈拉施特拉、古吉拉特、泰米尔纳德、安德拉、卡纳塔克、西孟加拉和果阿等 7 个邦。而分布在比哈尔、德里、哈里亚纳、喀拉拉、中央邦、奥里萨、旁遮普、拉贾斯坦、安达曼和尼科巴群岛和北方邦等 10 个邦的制药企业只占 20%。位于其余 18 个州和中央直辖区的制药企业只占总数的 5%。出现这种地域分布不平衡状况的首要原因是所有 22 家医药和生物技术开发区全都位于安德拉、马哈拉施特拉、古吉拉特和卡纳塔克邦（Akhtar Gulshan，2013）。

印度是唯一拥有符合美国食品药品管理局要求企业最多的国家（包括原料药生产商（API）在内超过 262 家），有近 1400 家获得世界卫生组织国际贸易药品质量认证（WHO-GNP）的制药厂和 253 家欧洲药品质量管理局（EDQM）认可的制药厂。这些企业都拥有先进的现代工艺技术。

由于有着政府政策的支持和药品企业家们的不懈努力，印度制药企业在按照国际标准生产药品方面积累了丰富的经验。通过在国内市场上的激烈竞争，印度药企也积累了生产多种配方药的经验，这使得它们的经营活动既有效率又有竞争力。这些企业所掌握的经验和专业技能使它们可以在不打任何折扣的情况下以低成本高效率生产出高质量的产品。许多企业在生产用于治疗肿瘤、艾滋病和其他复杂病症的药品（印度药品部，2015）。

简而言之，印度国内大型制药企业一直呈上升态势，确保了许多门类的用药在印度市场上稳居领导地位。同时，得益于竞争性市场的发展，印度也出现了许多具有新型和创新商业模式的第二梯队企业。在重要生物制剂生产方面，印度也积累了大量专业知识技能。一直以来，跨国医药公司对印度进行了大量投资，在印度药品市场的大部分区域都可以感觉到他们的存在。

2013年印度药品销售额（主要是品牌仿制药销售）为183亿美元。据预测，2014～2018年，销售额将以10.3%的年均幅度增长（按本地名义货币计算），达到338亿美元的水平（2014年产业报告）。在2005年60亿美元的基础上，印度药品市场2015年的增长额达到了年复合增长率（CAGR）12.79%的水平，预计到2020年，年复合增长率将达到15.92%，市场总额将达到550亿美元（印度品牌股权基金会，2015）。

表1 2015年按市场资本总值排行前10的制药企业

序号	企业名称	市场资本总值（亿卢比）（2015年6月15日）
1	太阳药业有限公司	20170.641
2	鲁宾有限公司	7711.519
3	瑞迪博士实验室公司	5563.813
4	西普拉有限公司	4702.538
5	阿拉宾度生物制药有限公司	3728.176
6	卡迪拉保健药业公司	3615.961
7	葛兰素史克制药有限公司	2752.255
8	格伦马克制药公司	2504.536
9	迪维实验室	2349.397
10	特伦特药业公司	2155.595

在当前的监管状态下，几乎在全球市场上可以见到的所有药品都可以在印度市场上以品牌仿制药品（多品牌、多种标准包装等）的形式出现。我们所说的品牌仿制药，是指仅有品牌名称而未标明研发者的任何非专利药品。

印度药品市场由品牌仿制药主导，这类药品占据了市场总量的75%。由于主要由国内制药企业生产，仿制药的大量存在有助于使药价保持在较低水平上。

表 2　　　　　　　　　前 10 名品牌仿制药生产企业的市场份额

序号	企业名称	市场份额（%）（2014年12月）
1	太阳药业+兰伯西	9.1
2	阿伯特	6.2
3	太阳药业	5.5
4	西普拉	5.0
5	兹达斯卡迪拉	4.3
6	兰伯西	3.7
7	人类制药	3.6
8	阿尔克姆	3.5
9	葛兰素	3.3
10	鲁宾	3.3

　　由于缺乏适当的配方管理和指导及医生的支持，对"仿制药"进行仿制的药品在印度市场的占有率很低。最近，印度政府启动了一项称为"Jan Aushadi"的对仿制药进行仿制的计划，目的是确保所有人都能以付得起的价格获得有质量的药品。这一直是印度政府制定政策法规时的一个重点目标。

三、药品分销

　　印度国内药品市场向城市倾斜。在 23 个顶级城市的药品销售量几乎占全国销售总量的 25%，其中一线城市占 1/3，二线城市（人口少于 10 万的城市）和乡村的市场份额大约是 40%。

　　由此可以明显看出，中等收入群体能够获得较好的卫生保健服务并具有较强的购买力。然而，随着乡村和半城市地区经济状况的改善和生活方式的转变，乡村地区的市场份额正在以每年 30% 的幅度提升。这种上升态势正在引起一些大公司的关注。为了未来的发展，它们正在把注意力投向乡村地区。在配方药方面，印度基本上是半自给自足的，尽管一些急救药和具有新技术含量的配方药一直靠进口。

　　就销售而言，印度药品市场主要分为零售（包括仿制药品的零售）和集团销售（直接销售给医院和养老机构（包括政府的和非政府的））。引进新的专利制度之后，印度药品市场更具有"品牌"仿制药品市场的特点。

据 ORG–IMS 统计，2007 年药品零售额为 3103.8 亿卢比，其中仿制药的零售额估计为 51.6 亿卢比。同年的医院销售额是 307.3 亿卢比。这只是保守的估计，不包括各公司向政府机构和政府支持机构的直销，据 ORG–IMS 估计，这部分大约占总销售量的 5%。

制药公司长期依靠大量销售代表将产品推销给医生。但近年来，在继续开发糖尿病、心脏病、癌症和抑郁症等慢性疾病用药的同时，制药产业已开始优先研制使用面越来越窄、成份更加复杂的药品。因此，培训和组织高度专业化的医药专家团队承担药品销售任务已成为必需。为了满足这一需要，制药企业正纷纷高薪聘用药学院校毕业生组织推销团队，为公司药品制定先进的销售方案，并以有效的方式与医生的知识结构进行衔接。

截至 2014 年 3 月，占有约 70% 市场份额的前 30 家顶级制药公司已拥有 3000 ~ 5000 名医药代表的营销队伍，而且每家公司都有一名网上营销经理。

现在来谈分销问题。印度药品生产商正在努力改善高度分散的国内分销网络。

印度是一个地理环境多样化的国家，极端气候使药品分销成为一项非常重要的工作。分销渠道之长和品牌替换之频，迫使药品公司不得不在所有层次上时刻保持最小可用存货单位（SKU）。在印度，大部分品牌药都有仿制版本（品牌仿制药），零售商通常可以通过经营品牌仿制药品而不是品牌专利药品获得较高的利润。

印度的药品分销模式也经历了转变。1990 年以前，制药企业采用不同的分销体系，建立自己的仓库和货栈。现在，这些仓库和货栈已经被结算和发货代理机构（CFA）取代。这些机构是分销链条的组成部分，主要负责维持公司产品的库存，并根据要求为分销商发送最小可用存货（Kelkar 和 Langer，2008）。

结算和发货代理机构主要是帮助制药商建立分销渠道。他们的经营活动还有助于避开邦营业税（国家营业税 -4%），因此，通过结算和发货代理机构分销药品只能避开当地邦营业税部分（利差很难达到 1% 或 2%）。大部分结算和发贷代理机构只为一家制药公司服务，按这家制药公司的库存过户模式运作，开给分销商的所有发票都使用制药公司的名称。

大部分制药公司在印度的每个邦有一到三个结算和发货代理机构。平均下来，每家公司可与 25 ～ 35 个结算和发货代理机构合作。与可处理制药公司库存的结算和发货代理不同，分销商（地区性经销商）可同时与多家制药公司开展业务（通常 5 ～ 15 家，视城市区域而定），有的甚至可以同时与 30 ～ 50 家不同的制药商开展业务。从制药厂到分销商的流通费用由制药商承担（Kelkar & Langer, 2008）。

分销商通常经营 6 ～ 8 家制药公司的产品，他们有自己的上门推销人员与分散的零售商建立经常性联系。分销商又可以将库存提供给一个或多个二级分销商（分布在某一具体地理区域的分销商，其营销业务可获得 8% 的佣金），也可以提供给批发商，再由批发商提供给零售药店，零售药店再将药品直接出售给病人。

另外，还有一些以处方诊所和零售店形式存在的小供应商。这些小供应商主要活跃在难以找到正规零售药店或没有正规零售药店的半城半乡地区和农村。

分销环节之间的关系通常是从结算和发货代理开始的一对多的关系。地区排他主义往往会划分某一特定公司在这种供应链上的活动范围。

2006 年，印度药品分销市场的规模大约为 2 亿美元。自 2002 年以来，分销行业的平均年增长率为 4%。据印度零售药师和化学药师协会的统计，在 1978 年的时候，全印大约有 1 万家药品经销商（分销商、二级分销商和批发商）和 12.5 万家零售药店。到 2008 年，分销商的数量增加到 6.5 万个，药店数量增加到约 55 万家，分别增加了 6 倍和 4 倍。

批发商和零售商经营药品的价格和利润空间主要由国家药品价格管理局（NPPA）通过《药品价格管制规则》决定，而且根据产品的活性成份是否为计划内药物而各不相同。根据 2013 年的《药品价格管制规则》要求，根据药品的分类（计划内药品或计划外药品）对批发商和零售商的利润空间实行差别化监管。批发商经销计划内药品和计划外药品的最大盈利空间分别是 8% 和 10%，零售商的盈利空间是批发商的 16%。

除了上面所说的盈利空间之外，批发商和零售商还可以通过贸易优惠获得补偿。医院和大型医疗机构有时通过与制药公司直接谈判，以较低价格为它们的药店获得药品。通常，医院可以与分销商谈判订购大批量药品，分销商会向其提供优惠的支付条件、信用期和折扣。

在整条供应链中，物流供应商的运作方式与药品生产商、分销商、批发商或零售商明显不同。物流供应商只是将药品根据距离从一个点递送到另一个点。物流通常是以合算的方式，通过出价最低的当地从业者将物流业务外包出去并加以管理。有些供应商的运作方式是派人利用公共交通工具将产品递送出去，要价非常低。

医药产品分销的整体模式未来还会发生重大变化。从近期的变化来看，任何获得有效经营许可的批发商可以根据向零售商供应药品的需要直接与任何药品生产商联系货源。批发商不必再靠分销商提供货源。如果这种模式在全国普及，结算和发货代理机构及分销商将在分销环节上消失。这样一来，落在最终消费者身上的药价就会大幅下降。

药品分销体系的上述变革是由印度竞争管理委员会最近发布的一项指令驱动的，其目的是防止印度的任何组织和机构从事被确定为违反《竞争法》第三条规定的反竞争活动。

1. 有组织的零售药店

尽管还处于起步阶段，有组织的零售药店已经开始进入印度的药品分销体系。第一个零售药品连锁店是由 Subiksha 零售服务有限公司创办的。美国最大的零售药品连锁店之一美信医药国际连锁公司（Medicine Shoppe）已经在孟买开设了两家零售分店，并已批准在孟买、加尔各答和巴罗达再开三家加盟店。其他进入该领域的公司还有 Health & Glow、Pills & Powders、 Apollo

和 Reliance Wellness 等。这些零售连锁机构直接与药品生产商谈判进货，完全截断了分销商和批发商甚至包括结算和发贷代理商的中间环节。他们所得的价差通常都转移到了最终消费者身上。

2. 网上售药

迄今为止，零售药店仍然是印度民众用药的最大来源，尽管在这个国家的一些偏远地区几乎还找不到零售药店。随着智能电话等设备的引进，加上政府和私营机构的努力，在互联网几乎普及到这个国家每一个角落的情况下，这种状况已经发生变化。解决偏远地区民众最后一英里问题的主要障碍是缺乏确保网上售药合法性的规章制度。

现在的情况是，《药品和化妆品法》不允许在没有医生处方的情况下出售处方药。但实际上，就连非处方药也只能由获得经营许可的零售商出售。另外，印度有多项法律对食品、卫生保健产品、化妆品、药品和营养品进行管理。这些法律已经显得太过时，难以应对技术进步带来的新情况。因此，药品的网上销售目前还是一个灰色领域。

还有一些问题与网上购药息息相关：网购可能会鼓励更多的人自行用药和自备药品；病人可能会失去与专业药剂师面对面讨论病情的机会，等等。

鉴于上述原因，印度药品监管部门（印度药品管制署 / 中央药品标准管制组织（DCGI / CDSCO ））正在制定对网上药品销售活动实施监控的指南和机制。最近公布征求公众意见的初步设想是制定一个通过电子商务渠道规范药品网上销售的框架。正式的管理规定有望在征求意见后出台。

3. 医药采购

近几年，印度在医药行业取得了巨大发展，但仍面临大量民众得不到卫生保健服务和基本药品的严重挑战。根据世界卫生组织发布的世界医药形势报告，在印度有近 68% 的人只有有限的或根本没有基本药品获得权（世界卫生组织，2004）。根据联合国发展组织（UNDG）的定义，药品获得权是指"随时可以在离家一个小时的距离之内从公立或私立卫生保健部门或药店获得可以支付得起的药品"（UNDG，2003）。

在印度，虽说政府承担了医疗卫生总开支的 27% ~ 30.5%，但政府不承担由个人支付（自掏腰包）的卫生保健费用部分占总费用的近 75%，或者说 2/3 以上（2012 年数据）。另外，个人健康保险投保率很低，只占总人口的 5%。另有 12% 的人加入了政府的保险计划，但总体上大部分卫生保健费用仍由病人自行承担（Bhattacharjya Ashoke S. 和 Fowler Elizabeth，2015）。

在印度，购买药品的高成本和相对低的公共卫生投资使民众难以获得基本药品的问题越来越严重。

在印度，药品采购的主体包括分销商、私立医院、政府开办的公立医疗、邦和中央政府的实体部门和机构。在不远的将来（印度药品生产商组织和艾美士市场研究公司（OPPI & IMS）2011 年报告），随着下列变化的发生，一些新生实体的出现肯定会对药品采购过程产生巨大影响：①医院正以强劲的势头在印度的卫生保健领域崛起。私立医院、连锁经营医院的年增长率已经达到 15% ~ 20%，而且这一趋势在今后的 5 年内还会持续下去。向二线城市的渗透和医疗旅游的发展将进一步推动连锁经营医院的发展。随着连锁经营医院数量的不断增加，将会出现这样一种局面：它们不仅需要一支医院推销队伍，而且还需要有一批重点客户管理人员去处理与众多利益相关方的关系，包括采购经理、行政管理人员和医护人员。②由政府公立医院强制开具仿制药品的做法将在长期对品牌药的销售产生深远影响。③据业内估计，有组织的零售药品连锁店的销售额已经接近印度药品销售总额的 5%，这一份额正在逐年增长。这些连锁店再也不容忽视。一段时间之后，有组织的零售药店的角色可能会从单纯的药品分销发展至病人健康管理。④随着销售份额的增加，连锁店要求进一步折扣的日子不会太远。这些药店不仅会要求价格打折，而且还会影响到现行的供应链结构。随着媒体对消费者的推动，促销规划会在这些药店的整体促销方面发挥更大作用。因此，零售药店和连锁店之间的联盟关系需要以互动互利的方式加以发展。⑤健康保险覆盖面的不断扩大将提升保险公司决定将某些药品列入或排除在赔偿目录的实力。参与健康保险的总人口比例预计会从 2007 年的 2.3% 增加到 2015 年的 20%。不能排除印度保险公司出台药品赔偿目录的可能性。这一可能将最终导致由保险公司支配药品经营者的业务。

总之，印度的三个主要采购系统构成了药品零售的商业机制。这三个系统是：分销商 / 经销商采购系统、邦或政府采购系统和大型私营卫生机构采购系统。这三大系统又分别拥有各自的分系统，但所有这些系统的采购程序都大同小异，只是在地域或机构层面上体现出各地特色。

生产商对计划内药品（列入目录的药品）交易的定价主要由政府通过 2013 年《药品价格管制规则（DPCO）》确定，计划外药品的交易价格在一定程度上受市场驱动。政府和机构采购一般通过竞标进行，同时在某些情况下参照最低市场价格。在某些特殊情况下，也允许进行单一货源采购。

公共卫生部门用药总量的约 25% 由中央政府采购，用于中央政府卫生保健服务、国防部（武装部队医疗服务）和公共事业单位，但中央政府并没有成立单一的中央政府采购机构。邦政府部门、邦卫生保健计划实施部门和邦卫生保健中心与生产商 / 制药厂直接进行价格谈判并购买所需药品。

在实践中，印度内阁批准由五家医药中央公有制药企业（CPSE）制定的药品采购政策，这五家企业包括印度药品和制药有限公司（IDPL）、印度抗生素有限公司（HAL）、孟加拉化学品和制药有限公司（BCPL）、拉贾斯坦药物和制药有限公司（RDPL）和卡纳塔克邦抗生素和药业有限公司（KAPL）以及它们的子公司。在上述企业中，印度政府自公告之日起五年内持有的股份为 51% 或更多。内阁批准的药品采购政策也适用于中央政府部门及所属公共事业单位和自治团体的药品采购。上述政策还适用于执行印度政府资助的类似"全国农村卫生行动"等卫生保健计划的邦政府采购药品。各州、机构或部门采购药品都要按照他们所在地区各级政府批准的程序进行。

医疗用品储备供应机构（MSO）负责为公立中心医院和分布在农村和城市郊区的医务室采购和供应合格的药品和医疗器械。为降低价格，该机构通过招标方式从制药公司直接采购药品。现行的《药品价格管制规则》也通过公布各类药品价格的方法帮助价格谈判。

医疗用品储备供应机构还负责分配国际组织提供的药品。这些国际组织包括联合国儿童基金会（UNICEF）、CIDEA、世界卫生组织（WHO）和美国国际开发署（USAID）等。该机构还专门负责管理世界卫生组织、联合国儿童基金会、美国国际开发署和其他国际机构根据与印度政府签署的各种协议提供的疫苗，储备国家疾病消除计划所需药品，包括防治疟疾、麻风、结核、艾滋、成人中耳负压（NMEP）、RCH、CSSM 等疾病的药品，提供国家健康和家庭福利计划所需的家庭福利用品（包括妇女儿童保健用品）。上述医疗保健药品和用品根据需要向病人或普通民众免费提供。

大部分公共部门的药品采购由州政府负责，全国各地的具体做法有很大不同。陆军有一个武装部队中央司令部，下设一个医疗用品仓库，按"利率合同"运作。他们不断选择供应给军队人员药品的公司。获得《药品生产质量管理规范》认证的制药公司——可以是跨国公司，也可以是当地公司——需要由武装部队审批注册。当需要新的药品供应时，这些公司会被要求提交投标书。因为所有这些公司都被认为会生产合格产品，所以人们认为价格是决定接受哪些公司报盘的基础。通常，武装部队会要求价格最低的两三家公司提供药品。

在其他大部分公共事业部门，一定品种范围之内的基本药品进行集中采购，而比较特殊的药品进行地方采购。在实际运作中，这些制度显得有些繁琐，效率低下且给腐败留有空间。

为克服这些问题，泰米尔纳德、奥里萨、安得拉、德里和拉贾斯坦等邦或直辖区的政府已启动药品采购集中管理制度，但只有泰米尔纳德（泰米尔纳德医药服务公司（TN MSC））、拉贾斯坦和德里实施的集中管理制度被认为是成功的。

据泰米尔纳德医药服务公司网站称，他们根据分布在泰米尔纳德全境的政府医疗机构经药品委员会批准提出的要求逐年确定《基本药品目录》。他们购买药品不通过代理商或经销商，而是只从获得药品生产质量管理规范

（GMP）认证、在市场上立脚至少已经三年并且保持最起码经营收入的厂家购买药品。有可能无法完成交货承诺的小公司被排除在外。泰米尔纳德医药服务公司还按照世界卫生组织推荐的国际非专有或仿制药品名单（INN）寻购药品。

附件中提供了泰米尔纳德医药服务公司药品采购系统的一个成功案例（泰米尔纳德医药服务公司药品采购政策 TNMSC.pdf）。全印各地基本都按照上述模式采购药品，具体到某些邦或机构也许有些不同，但变化很小。

中央政府最近在"Jan Aushadhi"方案下启动了一些创意计划，其中之一是开办 Jan Aushadhi 药店。在这种药店可以低价获得无品牌优质仿制药品，但其疗效却与昂贵的品牌药相当。

该创意计划的重点目标包括：①使确保质量成为国家药品供应的特色，通过集中供应和发挥符合药品生产质量管理规范（GMP）的私营制药企业的作用，确保人们可以获得优质药品。②使该计划成为邦政府、中央政府、国有企业、私营企业、非政府组织、合作社及其他机构和部门共同参与的公共计划。③通过提高人们低费用享受较好卫生保健服务和随时获得各种医疗方式所需药品的能力，创造对仿制药品的需求。

四、药品定价

品牌和制药企业的多样性使我们难以辨识实际的市场动态和印度制药产业存在的结构性问题。药品市场的复杂性和印度制药公司之间的激烈竞争已经使这个国家成为品牌仿制药生产商的云集之地，并获得了"发展中世界药房"的绰号（Kapczynski, 2013）。

考虑到印度的实际情况，我们可以将这些品牌分为创新品牌（IB）、卖得最好的非专利品牌（MSG）和价格最低的非专利品牌（LPG）（Bhargava 和 Kalantri, 2013）。IB 价格最高，其次是 MSG，最后是 LPG。尽管不同类型药品的价格各不相同，但它们的疗效却不相上下。虽然事实已经证明上述各类药品在疗效方面没有太大差别，但医生还是倾向于开知名度高的厂家生产的药品。

1962 年以前，印度药品产业没有任何价格管制。1962 年，由于印中战争的爆发，印度政府担心药价上涨，根据 1915 年《印度国防法》制定了 1962 年《药品（价格公示）规则》和 1963 年《药品（价格管制）规则》。另外，根据 1966 年《药品价格（公示和管制）规则》，药品生产企业在提高任何配方药的价格之前必须获得政府批准。

印度于 1970 年通过了《印度病患法（IPA）》和《药品价格管制规则》。根据 1955 年《基本商品法》通过的《药品价格管制规则》消除了任何价格变动必须经过事先批准的官僚主义障碍，规定只要整体利润额度不超出规定标准，任何药品的利润空间都可具有灵活性。

1979 年对《药品价格管制规则》进行了修订，基本上采纳了 Hathi 委员会的建议，对受控原料药及其配方药品规定价格上限。受控配方药的零售价格根据出厂后最高允许价格（MAPE）原则确定。有 347 种药品的价格受到管制，其中用于挽救生命的药品被列为 I 类药品实行价格管制，其余药品列为 II 类和 III 类。

继 1978 年和 1986 年的药品政策之后又发布了 1987 年《药品价格管制规则》，规定将 142 种药品纳入价格管制范围。该规则的大部分内容是根据有效控制基本药品和原药价格及药品的可获得性原则制定的，同时也关注到了本土产业的发展，包括生产效益、创新和产能等方面。

1995 年的《药品价格管制规则》缩小了管制范围，将受控药品从 142 种减少到 76 种。为列入价格管制目录的药品规定的最低标准是一种药品每年最少应有 4000 万卢比的营销额。如果某种药品的营销额超过 1000 万卢比，但其中有一个配方占有 90% 以上的市场，那么尽管其营业额较低也可能会纳入《药品价格管制规则》的管制范围。同样，如果某种药品甚少有五家生产商在向市场供货，那么该药品就可以排除在价格管制范围之外（不管其营销额是多少）。1995 年的《药品价格管制规则》将此前被排除在管制范围之外的小型制药企业也纳入了管制范围。另外，早先的《药品价格管制规则》还要求制药公司的配方药和原料药生产保持一定的比例，但这一要求在1995年的规则中被取消。

2005年，政府对约占印度药品零售市场25%的74种原料药和260种配方药实行价格管制（Kumar Sanjay，2004），这些药品的利润率被限定在零售8%、批发16%。

为提高原料药和配方药的定价进度和透明度，印度政府于1997年通过决议成立了国家药品价格管理局，其任务是缩短价格变动的间隔期，为配方药提供稳定的利润空间；在合理的时间内修改价格受控药品的目录。

国家药品价格管理局负责实施2012年出台的《国家药品价格管理政策》和2013年出台的新《药品（价格）管制规则》（DPCO）。为了确定和修改管制药品的价格，国家药品价格管理局对放开管制药品的价格实行监控，使其保持在一个合理的水平。

继2012年《国家药品价格管理政策》公布之后，2013年《药品价格管制规则》于2013年5月公布，取代了1995年《药品（价格管制）规则》。2013年《药品价格管制规则》的明显特点包括：①配方药列入接受价格管制的《国家基本药品目录》。②上限价格根据"市场数据"而不再像1995年《药品价格管制规则》规定的那样按成本计算。③只控制药品的配方价格，而不再像1995年《药品价格管制规则》规定的那样既控制原料药价格，也控制其配方价格。

2013年《药品价格管制规则》有三个主要目的：扩充《国家基本药品目录》（NLEM）；授权国家药品价格管理局（NPPA）对列入《国家基本药品目录》的药品实行价格监管；授权国家药品价格管理局对非基本药品的提价实行监管。自《药品价格管制规则》规定利用市场机制确定价格上限以来，其实施力度根据同类产品数量的多少而各不相同：①如果某一类别的药品只有一种，该类药品的新价格上限根据类似药品的降价情况按固定比例确定。②所有分类药品的定价都不得超过为其所在类别规定的价格上限，否则生产商会面临经济处罚。③如果某种药品的价格已经低于价格上限，则禁止提价。所有列入《国家基本药品目录》治疗用药的年提价幅度必须在批发价格指数（WPI）变化保持一致，或低于批发价格指数。

印度政府还对制药企业保留下列权利：授权持续生产最多 12 个月；要求提交药品生产季度报告；如果要停止某种药品的生产，要求提前六个月发出停产通知。

上述政策的落实将列入《国家基本药品目录》的药品数量从 74 种增加到了 348 种，为在保持药品供应稳定的同时确定和实行价格上限提供了新的模式。2013 年《药品价格管制规则》为 348 种基本药品确定了价格上限，方法是取所有市场份额等于或大于 1% 的药品的价格简单平均数。

对于新产品，生产商可以在等于或低于上限的范围内自行为计划内配方定价。对已经上市的现有产品，如果生产商正在以高于上限的价格（加上当地应收税款）出售品牌或非专利计划内配方药品，应在通知之日起 45 天内按照官方规定的上限调低价格。

最后，2013 年的《药品价格管制规则》还在第 32 节中规定，本土自主研发并获得产品专利、通过新工艺生产或进入新分销渠道的新药，五年内可以不按已有定价公式定价。

要了解《药品价格管制规则》降价政策的作用范围，必须全面了解印度市场。在这个国家，消费者和医生的品牌意识都很高，在用药方面也是如此。因此，对某种药品而言，价格高未必意味着它占有的市场份额就会低。实际情况是，在近 1/2（47%）执行《药品价格管制规则》的药品类别中，最常用的也是最昂贵的。

因此，执行《药品价格管制规则》的结果是，列入《国家基本药品目录》的各类药品的价差越来越小。更重要的是，《药品价格管制规则》可能会影响当地产非专利替代药品的发展，因为它降低了跨国公司品牌药的价格，从而缩小了非专利药和品牌药之间的价差，并且可能会使跨国公司品牌更有吸引力。随着同类产品中价差的逐步降低，那些在"品牌仿制药"类中既非最贵也非最便宜的中间类药品的发展潜力会降低。这一趋势会导致《国家基本药品目录》中品牌仿制药的总数的降低。2014年7月，国家药品价格管理局将使用广泛但价格昂贵的糖尿病和心脏病用药的价格下调了35%，并确定了50种糖尿病和心血管病用药的108种配方的价格。没有列入国家基本药品目录的药品价格也已经固定下来。这便使得那些需要长期服药的慢性病患者节省了不少开支。

国家药品价格管理局还计划将抗病毒感染、抗哮喘、抗疟疾、抗结核病用药和疫苗及小部分抗癌药品列入《基本药品目录》实行价格管制。政府对发病率高、用药范围广的8类疾病的用药情况进行了调查。鉴于这类药品的消费量大，政府正考虑对平均价格实行25%的限制，以便消费者能用得起。

受到这种价格上限管制措施影响的有赛诺菲（Sanofi）、阿斯利康（Astra Zeneca）、辉瑞默克（Pfizer Merck）、雅培（Abbott）等跨国医药公司和卡迪拉保健药业公司（Cadila Healthcare）、兰伯西实验室公司（Ranbaxy）、瑞迪博士实验室公司（Dr Reddy's Laboratories）、鲁宾药业公司（Lupin）、西普拉药业公司（Cipla）、激流制药公司（Torrent Pharmaceuticals）等印度制药企业。

价值链

据印度医药生产商组织（OPPI）声称，分销商／批发商和零售商经销处方药的利润率由产业协会通过协议规定，包括印度医药生产商组织和全印化学师和药剂师组织（AIOCD）。为分销商／批发商规定的不受价格管制医药产品的最高零售价格（除去各种税金）利润率为10%，为零售商规定的该类产品最高零售价格利润率为20%。

对于价格管制产品，《药品价格管制规则》为零售商规定的利润空间是16%。通常，分销商保留5%～6%的利润率，将3%～4%转移给二级批发商或通过大批量零售买主。为典型非价格管制药品确定的消费者价格或最高零售价格（MRP）见下表：

序号	分类	百分比	百分比
1	厂家售价或出厂价（MSP）	100.0	60.4
2	中央增值税（最高零售价MRP×57.5%×16%）	115.2	69.7
3	邦增值税（MRP×4%）	121.8	73.7
4	分销/批发价（利润率＝MRP×10%[a]）	136.6	82.6
5	最高零售价（MRP）（利润率＝MRP×20%[b]）	165.3	100.0

注：①a、b不含税；②与印度传统医学和食品／营养品有关的产品，分销商和零售商的利润空间可能有所不同。

五、基本药品

实践表明，如果能结合适当的采购政策和合理处方实践，基本药品目录可以改善药品质量并提高卫生保健服务的成本效益。

《基本药品目录》还可作为检查用药的剂量合理性和有效性的参考文件。在可行的情况下，应优先考虑使用单一配方而不是混合配方。因此，《国家基本药品目录》的使用有望提高处方质量和用药效果。

恰当使用《国家基本药品目录》选列的药品可以改善用药的合理性，特别是抗菌素的合理使用可以降低病菌抗药性。该目录也可以作为评估普通民众卫生保健获取水平的参照文件。最后，《国家基本药品目录》可以用作开展民众教育和卫生保健人员培训的工具。

根据世界卫生组织1975年的定义，基本药物指的是那些用于满足大多数民众卫生保健需求的药物（世界卫生组织，2002）。目录概念的提出基于这样一种设想：制定一份经过精心挑选的药品目录可以提高卫生保健质量、提供成本核算的卫生保健服务、加强药品管理（世界卫生组织，2002）。世界卫生组织第一份《基本药品目录》（EML）范本于1977年问世，此后每两年修改一次。

时间已经过去34年，基本药品目录的概念仍然有效，在使用适当并且与标准治疗指南相结合的情况下继续体现出诸多优点。迄今，全球已有 134 个国家建立了自己的基本药品目录（世界卫生组织，2009）。

在认识到制定基本药品目录的重要性之后，印度政府通过卫生和家庭福利部决定制定自己的基本药品目录。印度于 1996 年制定并公布了第一个《国家基本药品目录》，此后于 2003 年进行了修订。

印度的基本药品目录（称作《国家基本药品目录》）用于指导医院的药品政策、公共部门的药品采购和供应、药品成本补贴和药品捐赠，还用于帮助有关部门对药价进行监控。

印度卫生和家庭福利部认为，《国家基本药品目录》是平衡国家的卫生保健服务体系的重要工具之一，特别是在保证所有一、二、三级卫生保健需求都能获得合格药品方面。

针对不断变化的疾病流行方式和治疗模式、新药引进、风险程度识别、药品适用范围的变化等问题，印度政府卫生和家庭福利部对 2003 年的《国家基本药品目录》进行了更新，并于 2011 年公布了修订版《国家基本药品目录》。

《国家基本药品目录》的修订还基于两份重要的国家级参考文件：2010 年《印度药典》和 2010 年出版的《印度国家处方集》第四版。前者规定药物性状、纯度和药效方面的标准，后者提供合理用药方面的知识，特别是针对卫生保健专业人员。

编辑人员还决定在编辑 2011 年《国家基本药品目录》的过程中不照搬世界卫生组织最新版《基本药品目录》的内容，因为印度《国家基本药品目录》必须体现本国特点，考虑本国疾病流行特点和药物成本方面的因素。

印度 2011 年《国家基本药品目录》的主要特点：① 2011 年《国家基本药品目录》是距上次修订 8 年之后由印度政府卫生部组织 87 位专家耗时一年半于 2011 年 6 月修订完成的。新目录包含了 348 种药品。②与 2003 年的《国家基本药品目录》相比，新目录新加入药品 43 种，去除了 47 种。③列入目录的药品按用途范围归类。因此，一种药品可能会以多种不同的说明出现在多个不同的分类中。④《国家基本药品目录》还包括药品的配方疗效。⑤列入目录的药品根据需求程度分为以下几个大类：一是 P 类代表一级需求，S 类代表二级需求，T 类代表三级需求。如果某种药品被同时归入 P、S、T（在 2003 年的目录中统归为 U 级），表示在所有层次的需求中都是基本药品。二是在 2011 年《国家基本药品目录》中，181 种药品归入 P、S 和 T 类，106 种药品归入 S 和 T 类，61 种药品只归入 T 类。

尽管新目录有一些积极的方面，比如：修订过程形成详细的说明文件，吸收来自各个领域的许多专家进入审查委员会，对基本药品做了明确的文字说明，但严格说来，新目录也暴露出一些或大或小不尽人意的地方。

为了克服这些问题，国家药品价格管理局已经启动了利益相关方的咨询程序，与民间社团、公共卫生专家、医药产业协会、邦药品管理部门及贸易团体进行接洽，然后由一个专家委员会对来自各方面的意见和建议进行归纳，并以此为依据提出以后解决这些问题的方向。

基本药品的价格和可获得性

印度医药市场在很大程度上属于一个仿制药市场，一个由少数几种冒充创新产品的品牌仿制药品垄断的市场。在这个市场上有数千种品牌药品，但患者少有机会能够低价购得品牌或无品牌药品。为使患者能够低价获得仿制药品，需要制药公司降低生产此类药品的利润，药店储备和推销这类药品，医生开始开具这类药品。尽管印度医学会制定的医生道德规范明确指出，所有医生都应尽可能在开具处方时开有通用名称的仿制药，但在实践中很少执行。

印度的真实情况是，处于社会底层的人们严重缺乏获得基本药品的能力。究其原因，一是卫生保健预算不足，二是没有一项综合性的医药政策，三是监管不力，不能使这些药品在有力的监管框架下生产、推广，并以合理的价格出售。

最为严重的是，只有大约 5% 的人加入了个人健康保险计划，而且大部分健康保险计划都不会按患者的实际支出赔付门诊医药费。

尽管中央政府和邦政府通过分布于全国的公立医疗网络免费提供基本药品，但作用不大，因为现在的情况是私立医院承担着向 80% 的门诊患者和 60% 的住院患者提供服务的任务（Selvaraj & Karan 2009）。因此，患者不得不从市场上购买药品（自掏腰包）。医药市场在以一种与印度公共卫生需求背道而驰的方式发挥着作用（而且这种状态在目前是得到允许的）。

总之，现在的情况不仅仅是公共卫生保健体系不能向患者提供基本药品，而且充斥着印度医药市场的大都是价格超高但与这个国家的公共卫生保健需求不适应也不相干的药品。

印度药品价格超高有以下原因：①市场上见到的同类药品因品牌不同而最高零售价相差 10 倍以上。②看似相差不大的零售价因药品用于不同的治疗段而大不相同。令人尴尬的事实是，在印度，某一特定治疗段的市场领导者同时也是价格领导者，或者说在某一特定治疗段用的最多的药品也是在这一治疗阶段价格最高的药品。由此可以清楚地认识到，靠市场的力量不能调节药品价格，那只是政府多年来的一厢情愿。这种认识恰恰是 2013 年《药品价格管制规则》的基础。③患者出钱买药，但不能决定买什么药；医生决定买什么药，但医生并不出钱——而医生开药往往会受到医药公司的很大影响。在这种状况下，如果医生为患有糖尿病、高血压和癌症等疾病的病人开的都是治疗这类疾病的药品中比较昂贵的，那么这些病人就要多花很多的钱。

从 2012 年采取的一些行动看，上面这种状况可能会有所改变。2012 年 2 月，作为对公民社会持续要求和计划委员会高级专家组建议的回应，印度政府宣布了到第十二个五年计划（2012 ～ 2017）末期将卫生保健费用增加到占国内生产总值 2.1% 的计划。尽管这些计划到目前为止还没有看到什么成效，但分阶段实施还是很有可能的。

作为实现上述计划的第一步，政府已经启动了名为"Jan Aushadhi"的行动，在全国各地开办"Jan Aushadhi"药店，以较低价格出售与昂贵的品牌药疗效相当的优质无品牌仿制药。

另一方面，一些邦政府在提高公共卫生保健部门获得药品的能力方面已经取得很大成功。拉贾斯坦邦从 2011 年 10 月 2 日开始在公共卫生保健部门免费提供药品。自 1994 年以来，泰米而纳德医药服务公司通过在药品的采购、储备和分销方面启用简化而透明的程序，确保了全邦范围内的政府医疗机构都能随时获得所有基本药品。这种质量有保障的政府集中采购机制在许多方面值得在国家层次上复制推广。

这些计划已经在以很低的价格采购无品牌基本药品方面取得成功，杜绝了不合理用药和不科学配方。这些计划的落实情况表明，如果考虑到政治和政府意愿，在大量节省政府公共事业开支的同时，集中卫生保健专业人员的力量提高卫生保健服务可获得性、减少患者经济负担并不是难以办到的事情。

参考文献

[1] Akhtar Gulshan, 2013; IOSR Journal Of Humanities And Social Science （IOSR-JHSS）Volume 13, Issue 3 （Jul. – Aug. 2013）, PP 51–66.

[2] Bhargava A, Kalantri SP, 2013; The crisis in access to essential medicines in India: Key issues which call for action. Indian J Med Ethics. 2013;10:86‑95. [PubMed: 23697486].

[3] Bhattacharjya Ashoke S. and Fowler Elizabeth, 2015; OPPI Report – Universal Health Care and Sustainable Healthcare Financing in India: Lessons from other Major Healthcare Markets.

[4] Cameron A, Ewen M, Ross-Degnan D, et al. 2009; Medicines prices, availability and affordability in 36 developing and middle-income countries: a secondary analysis. Lancet 2009;373:240‑9.

[5] Deloitte 2015; Global life sciences outlook Adapting in an era of transformation. Pg 3–4.

[6] Department of Pharmaceutics 2015; Indian Pharmaceutical Industry – A Global Industry）. http://www.ibef.org/industry/pharmaceutical-india.aspx[9/28/2015 3:35:19 PM].

[7] Govindaraj Ramesh, Chellaraj Gnanaraj, 2002; The World; September 2002; The Indian

Pharmaceutical Sector; Issues and Options for Health Sector Reform; WORLD BANK DISCUSSION PAPER NO. 437.

[8] IBEF （India Brand Equity Foundation） 2015; http://www.ibef.org/industry/pharmaceutical-india/showcase last accessed 03 Oct 2015; 12: 30 PM.

[9] Industry Report,2014; Healthcare: India, The Economist Intelligence Unit, July 2014.

[10] Kapczynski , 2013; Engineered in India——patent law 2.0. N Engl J Med. 2013;369:497‐9.

[11] Kelkar Abhijeet, Langer Eric S.; Oct 01, 2008; Pharmaceutical Distribution in India; BioPharm International, Volume 21, Issue 10. http://www.biopharminternational.com/print/227480?page=full[9/28/2015 4:04:48 PM].

[12] Kumar Sanjay, 2004; "India to extend price controls on drugs," BMJ Journal, Aug. 14, 2004. "The Cloning of Viagra," Asia Week.

[13] OPPI & Ernst & Young, 2011; India emerging Pharma's evolving business models; Pg 23-27.

[14] OPPI-IMS Report, 2011; – The Evolution of Sales Models in the Indian Pharma Industry By Amardeep Udeshi, Engagement Manager, IMS Consulting Group and Mohit Bahri, Consultant, IMS Consulting Group.

[15] Selvaraj S, Karan AK, 2009; Deepening health insecurity in India: evidence from National Sample Surveys since 1980s.Econ Pol Wkly. 2009;44 （40）:55-60.

[16] UNDG, 2003; Indicators for monitoring the millennium development goals. New York: United Nations, 2003.

[17] WHO （World Health Organization）, Geneva, 2009; Country pharmaceutical situations. Fact Book on Level 1 indicators.2007. Available from: http://www.who.int/medicines/technical_briefing/tbs/WHO_EMP_MPC_2010_1full.pdf [Last accessed on 2015 Oct 07].

[18] WHO （World Health Organization）, Geneva, Jun 2002; The selection of essential medicines. WHO Policy perspectives on Medicines.

[19] WHO （World Health Organization）, Geneva, Jun 2004; The world medicines situation. WHO, 2004.

分报告三

德国药品政策

德国健康系统管理专家

D. H. Schmidt博士

内容摘要

①德国的药品采购非常富有特色；采购者是医院或医院联合体，医疗机构的药房或社区药房，以及社会医疗保险基金。采购是通过合同进行的，批发商与药企签署合同，药房和批发商、药企签署合同，社会医疗保险基金通过公开招标程序与药企签署合同。

②门诊治疗建立了分销链：从药企经批发商到社区药房，所有这些主体都是私营企业。对于特殊药品，社区药房可以直接与药企签署合同。医院可以直接通过与生产商签署合同来采购药品或者通过批发商采购或者采用二者结合的方式进行。大部分医院都经营自己的药房，有时候集中成连锁医院。批发商同时也提供物流。

③整个分销链有责任在数小时内提供药房可售的所有药品，并将库存维持在能满足至少两周日常需求的水平。批发商和社区药房的服务价格是由法律规定的，有最高限价。

④药企可以自由定价。价格限制是通过参考药品组的价格间接制定的，

这样可以控制社会医疗保险基金支付的药品成本。如果价格超出限价，药企的市场目标就只能被限定为那些有购买力且愿意购买高价药的个人。

⑤根据情况，政府可以冻结价格（价格冻结），并要求生产商必须提供强制折扣。目前，专利药价格被冻结在 2009 年 8 月 1 日的价格水平上，超出的价格被降至这一水平。另外，根据药品的类型（原研药或者仿制药），药企必须分别给予 7% ~ 10% 的强制折扣。

⑥新药进入市场前，必须经过一个与现有药品对标确定是否疗效更好的评估流程才能。如果证明效果更好，药企和社会医疗保险基金会协商确定药品价格。如果没有通过评估，仲裁和法院将会介入。

⑦各社会医疗保险基金在公开招标后可以以更低的成本（折扣价）签署药品采购合同。合同必须两年一签。仿制药主要是通过签署合同方式进行采购。

⑧社会医疗保险基金与门诊医生在控制处方药成本上达成了一致。如果医生单方面违背了这些约定，就会被要求对违约带来的损失承担经济责任。

⑨药企之间的竞争导致了药品的平行进口和再进口，这些药品主要是在欧洲物价水平较低的国家销售的低价药品。当再进口药品成为国内市场唯一替代品的时候，再进口使处于专利保护期的新药竞争更加激烈。

缩略语

AMG	《药品法》
AMNOG	《医疗用品市场改革法案》
AMPreisV	《药品价格条例》
BAH	联邦药品生产商协会
BfArM	联邦药品与医疗器械所

BMG	卫生部
BPI	德国药品工业协会
BVDVA	德国联邦邮购药房协会
CHMP	人用药委员会
CMDH	相互认可和分散评审程序协调组
COMP	孤儿药品委员会
DCP	分散评审程序
EEA	欧盟经济区
EU	欧盟
EMA	欧盟药品管理局
G-BA	联邦联合委员会
GBE	联邦健康监测信息系统
GKV-SV	全国法定医疗保险基金协会
GMP	药品生产质量管理规范
HMPC	草药药品委员会
ICH	国际协调会议
KBV	全国法定医疗保险医生协会
MoH	卫生部
MRP	相互认可
OTC	OTC 药品，非处方药

PDCO	儿科药委员会
PEI	Paul Ehrlich 保罗·埃尔利希研究所
PHI	私人医疗保险
PHIF	私人医疗保险委员会
PRAC	药品风险评估委员会
PUMA	儿科用药营销批准
SGB V	《德国社会法典（第五版）》
SHI	社会医疗保险
SHIF	社会医疗保险基金
TOR	工作大纲
VAT	增值税
VFA	研发型制药公司

背景

　　中国正在开展医药行业改革，因为其在药品质量、成本和流通方面面临着日益严峻的挑战。中国医疗支出总额中大约 40% 用于药品，而其中的许多药品对于提高中国人民的健康水平并非是必需和有效的。为了协助中国政府制定出更好的药物政策，昆山杜克大学与国务院发展研究中心合作对与药物生产、流通、采购和定价有关的国际经验和有效做法进行分析和总结。这些国际经验源于几个案例研究，两个来自高收入国家（澳大利亚和德国），两个来自中等收入国家（泰国和印度）。本文主要研究了德国的经验。由于德国大部分法律法规是以欧盟为基础并在欧盟内部进行协调，因而这些法律法规中的许多内容也适用于欧盟大部分国家。

目标

根据工作大纲，研究应当包括下列内容：①药品采购：负责采购的机构、采购 / 购买方法。②药品分销：分销情况。③药品定价：定价体系、定价方法和机制。④相关法律体系

一、法律框架

法律体制是理解德国药品市场体系和发展的重要基础。其中，有三个法案是德国医药行业的基石：《药品法》（AMG）、《德国社会法典（第五版）》（SGB V）以及《药房法》（ApoG）。此外，还有许多主要与欧盟委员会相关法规相协调的法规、细则和指南。

（一）《药品法》

德国药品与技术方面有关的法律体制是由《药品法》进行监管的。互联网上有该法的详细英文全文[①]。其内容简单摘要如下：

这一法律在药品生产、市场准入方面具有非常详细的规定，包括生产、营销、分销、质量控制、申请批准的程序、生产者的专业性、注册、标签、患者和专家信息、质量要求和质量控制（药典）和药品安全组织。另外，还考虑到了在临床中对人身安全的保护、兽用药、药品进出口、体育运动中的兴奋剂、药品导致的损失责任承担、刑事条款以及行政罚款。该法规还进行了大量的临时性和过渡性修改，使其更加完善。

德国的药典综合了公认的有关医药产品和物质在其生产中使用的质量、测试、储存、配方和名称方面的制药规则，经保罗·埃尔利希研究所（PEI）和联邦消费者保护与食品安全署同意，由联邦药品与医疗器械所（BfArM）公布。药典还包括有关容器和外包装要求的细节。

---

① http://www.gesetze-im-internet.de/englisch_amg/index.html.

德国药典委员会或者欧洲药典委员会制定了药典所含的规则。可以以法律或者技术的理由拒绝或者废除这些规则的公布（AMG 第 55 节）。

有关高等联邦主管机构应当公布一份官方编纂的医药产品及其原材料的抽样和检测程序。这些程序应当咨询药品安全领域的专家、科学家和企业家后制定。程序的编纂应当与时俱进（AMG 第 55b 节）

（二）《德国社会法典（第五版）》

《德国社会法典（第五版）》（SGB V）限定了社会医疗保险（SHI）及其医疗系统中合作伙伴的权利和义务。关于这一议题，其内容包括：①对纳入或不在采购范围内的药品和医药产品的定义。②与药品有关的联邦门诊医生、医院和社会医疗保险基金（G–BA）联合委员会（G–BA）的具体架构和功能。③药品定价和报销、价格参照系的定义、生产商和药房折扣（部分退款）、新药定价。

SHI 覆盖了大约 90% 的德国人口，所以上述规则反映了国家的药品政策，而且大体上也同样适用于私人医疗保险基金（PHIFs）。

（三）《药房法》

由于德国药品主要是通过私人药房分销，这一法案对于药房的药品质量、时效性和服务具有重要意义。法案规定了经营药房的必要条件以及应当考虑的情况，包括医院和军队的药房以及在线药房。

（四）相关法律制度概要

图 1 显示了与上述法律有关的决策和监督层级。最后，是由联邦州（地区）层级制定并实施法律的后续监管。关键制度包括：

①联邦药品与医疗器械所（BfArM）是一家独立于卫生的机构，承担的任务包括批准、提高医药产品的安全，检测并评估医疗器械的风险，并监测

麻醉药及其原料的合法流通，从而提高医药产品和患者的安全性[①]。PEI 与联邦药品与医疗器械所类似，负责疫苗接种和生物药品的工作。联邦药品与医疗器械所和 PEI 都在与欧盟委员会、相关工作组以及其他同是国际协调会议成员的大洲和国家紧密合作（EMA，Haleem，R.M. 等人，2014 年）。

②联邦联合委员会（G-BA）也是接受卫生部监督的一家独立机构。它为拥有 7000 万以上参保人员的法定医疗保险基金（GKV）的报销目录制定指导意见，规定哪些医疗护理服务可以由法定医疗保险基金报销。另外，联邦联合委员会对医疗体系住院区和门诊区的质量保证措施作出了具体规定。联邦联合委员会作出的决定得到了由独立的科研机构——医疗质量和经济研究所（IQWiG）开展的调查的支撑[②]。

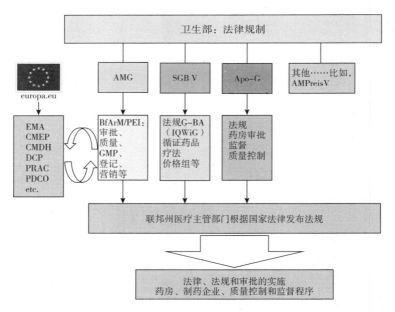

图 1 关键法律规范和共同责任

资料来源：欧洲委员会，http://ec.europa.eu/health/documents/eudralex/index_en.htm；D.H.Schmidt 2015 年。

---

① http://www.pei.de/EN/institute/duties/duties-node.html.

② http://www.english.g-ba.de.

二、药品采购

（一）市场结构

市场由生产商、批发商、社区药房和医疗机构药房（医院药房）组成。

1. 生产商

根据联邦统计办公室的商业登记，截至 2012 年，共有 817 家制药公司在德国注册[1]。2013 年，有 110036 名员工受雇生产医药产品。大部分公司（73.3%）雇用的员工人数不足 100 人（图 2）。只有相对少数的公司雇用员工人数超过 500 人。2010 年员工总人数下降后，从 2012 年起雇用人数一直保持稳定，反映了德国劳动力市场的普遍情况（BPI2014）。

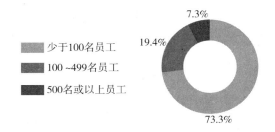

7.3%

19.4%

少于100名员工

100 ~499名员工

500名或以上员工

73.3%

图 2　制药企业规模百分比

资料来源：BPI 计算，基于 2014 年 VCI 数据和 2014 年联邦统计局数据。

（1）生产

截至 2015 年 8 月 1 日，德国市场上批准/注册的不同药品数量达到 99786 种，涵盖所有类别[2]。通常，只有处方药是由 SHI 支付的，因此只有这类药品才受到价格管制。但是，可以通过药房柜台购买的药品（无需处方的 OTC 药品）价格通常会相对便宜。

---

① 该登记仅限于员工人数超过 20 人的企业。实际上，在德国大约有 1500 家活跃的药企。

② http://www.bfarm.de/DE/Service/Statistik/AM_statistik/statistik-verkf-am-zustBfArM.html.

表 1　　　　　　德国根据处方药 / 管理类别分类批准的药品

处方药/管理类别	注册药品的数量
自由购买	33237
药房药品	19621
处方药	46606
麻醉药处方	1462
特殊处方*	13
总计	100939

注：①＊指的是含有萨力多胺的药品；②根据 AMG 的分类。

资料来源：2015 年 BfArM 数据，由 D.H.Schmidt 整理。

表 2　　　　　　德国根据法律批准 / 注册类型分类批准的药品

批准类型	注册药品的数量
根据AMG第21/25节批准	31960
根据AMG第38/39节批准（顺势疗法药品）	1275
欧盟集中批准	17963
根据AMG第67节第5段的标准登记	41739
历史已有药品的批准	8002
总计	100939

注：根据 AMG 进行的分类。

资料来源：2015 年 BfArM 数据，由 D.H.Schmidt 整理。

2013 年，德国制药行业生产的医药产品总价值为 290.1 亿欧元（BPI 2014）[1]。此外，德国还进口了许多药品；另一方面，德国的药品出口量也很高。

出口额远高于生产额（570 亿比 290 亿）的原因在于进口的大部分药品在德国得到提炼和增值，此外由于价格竞争，出口药品又被再进口。不过，进口略有下降，而出口则有所增长。

表 3　　　　　　德国药品的主要供应国　　　　单位：百万欧元

	2009	2010	2011	2012	2013
瑞士	4845.13	5463.70	6376.50	7007.76	7449.89

[1]　http://www.bpi.de/fileadmin/media/bpi/Downloads/Internet/Publikationen/Pharma-Daten/Pharmadaten_2014_EN.pdf，最近登录时间 2015 年 8 月 6 日。

续表

	2009	2010	2011	2012	2013
美国	7193.86	6253.57	5728.23	7110.13	5729.16
荷兰	1182.51	1954.97	4127.49	4615.10	5060.24
法国	1741.96	2331.83	1754.11	2013.64	2197.79
意大利	1546.32	1702.05	1792.42	1975.65	2122.91
比利时	1292.36	1487.63	1822.54	1516.20	1983.70
爱尔兰**	7934.95	6751.54	4653.31	2880.42	1934.73
英国	2299.63	2569.65	3313.73	2990.15	1775.78
瑞典	1106.91	1217.70	1035.44	1143.18	1319.79
西班牙	1205.72	2479.95	1023.40	1149.15	971.83
其他	5203.30	5798.67	5993.16	5784.86	5925.11
总计	35552.63	38011.25	37620.32	38186.24	36470.92

资料来源：BPI 数据，基于 2014 年 VCI 数据和联邦统计局数据。

表4　　　　　　　　从德国进口药品的主要进口国　　　　　单位：百万欧元

	2009	2010	2011	2012	2013
美国	5861.38	4979.74	5665.32	8157.45	8455.29
荷兰	4423.55	6553.10	6676.76	6537.49	6452.43
英国	2440.71	2770.38	2421.35	3176.767	5142.60
瑞士	2865.12	2818.90	3221.24	3340.33	3679.37
比利时	10918.27	10495.80	7531.28	4544.95	3571.14
法国	2255.97	2525.98	2752.75	3596.67	3386.32
意大利	2192.60	2465.54	2484.00	2530.89	2211.14
俄罗斯联邦	984.30	1390.50	1626.93	1842.74	2101.56
日本	1151−52	1162−35	1326.45	1619.03	1828.15
奥地利	1252.11	1458.74	1551.06	1538.89	1625.41
其他	13020.45	14512.24	15166.23	17334.92	18669.95
总计	47365.97	51133.24	50423.36	54220.11	57123.36

资料来源：BPI 数据，基于 2014 年 VCI 数据和联邦统计局数据。

（2）审批

在欧洲，药品获得上市批准有三种不同的方式：仅在一国批准、欧盟整体批准、选定的多个国家批准。

无论是上述哪种情况，生产商都必须证明药品的有效性、安全性和质量，比如通过临床研究。在德国，通常由联邦药品与医疗器械所或者保罗—埃尔利希研究所对提交的文件进行分析。网络上公布了药品审批的规则和规定；如有必要，还会与生产商进行磋商。

如果是集中审批：这是严重疾病治疗方法的强制性要求，比如糖尿病和癌症等，欧盟药品管理局负责对提交的文件进行审批，欧盟委员会相应进行批准。批准通常授予五年期限，到期后须再次进行"风险—有效性"分析。

将一国的药品批准扩展到其他单个欧盟成员国有两种程序：分别审批和互认。更详细的规定可以从联邦药品与医疗器械所或联邦药品与医疗器械所获取（BfArM 2015; EMA 2014）。

2. 药房

2014 年，德国共有 20441 家药房，雇用员工数量为 148714 人。这意味着每十万居民大约有 25 家药房，处于中欧国家的中等水平（表 5 显示了中欧国家中相对于居民数量而言零售药房密度最高的国家）。2008 年，药房数量达到高峰的 21602 家（ABDA 2013），近年来有所下降。

表 5　　　　　　　　　部分中欧国家中零售药房密度

国家	每家药房服务的居民数量（人）
丹麦	17700
荷兰	8300
奥地利	6500
英国	4600
德国	3900

资料来源：2013 年 GKV-SV，由 D.H.Schmidt 整理。

3. 批发商

药品生产者与消费者之间的纽带几乎毫无例外都是批发商。《药品法》规定了对批发商的特定要求，包括硬件和人员要求、储藏、质量保证，以及（在要求药企保持药品品类完备之外）保持药房药品品类完备的能力，在确定的时间范围内，药房药品的结构从适用范围和应对不同病况上要能够满足参保人员对批发商下游药房的用药需求；药品库存必须保持稳定，至少能够满足两周的平均需求（AMG 第 52b 节）。

各家批发商在全国总共经营了 113 个分销中心，雇用员工总数为 16000 人[①]。批发商们还提供物流服务，按照法律要求，在数小时（最迟不得超过 24 小时）内提供药品。

批发商是全国性和国际性的组织。德国全国批发商协会（PHAGRO e. V）包括 12 家规模较大的批发商组织。

（二）采购

德国不存在单一的药品和医药产品买方。除了对医学院和社区医院提供资金支持，政府并不运管任何医疗机构，不过这些医学院和社区医院都是自我管理，运营方式与私人企业一样，通过治疗病人来支付日常开支，医院收到的公共资金仅用于基础设施建设和教学。因此，医药产品的采购是以单个医院或者一组医院为基础进行的，医院或是经营自己的药房或是与公共药房签署合同。医院药房或是通过批发商采购，或者通过与其所治疗的疾病相关的药商签署合同采购，医院采购通常是二者相结合。根据合同标的进行的全国性或者欧盟范围内的竞争性招标通常优先于合同。公立和私立医院的适用规则有所不同，医院联合体通常能够获得更优惠的价格。对于特殊药品，比如治疗癌症的药品、免疫药品、生物药品或者血液制品，可能会进行单一来源的采购。

在门诊治疗中，患者个人通过社区药房（但是属于私人所有）购买。这些药房大部分通过批发商进行采购，或是在特殊情况下直接与药企签署合同采购。

三、药品销售

《药品法》第 52b 节、第 47 节和第 47a 节对药品销售进行监管。患者或其他用户可以通过不同途径购买药品。销售方式取决于批准或登记的不同类

---

① http://www.phagro.de/pharma-grosshandel/flaechendeckende-vollversorgung/ 仅有德语版。

别：即药房零售药品、处方药及其他药品。销售渠道是药房，包括邮购药房、网上药房、药房、食品零售商和超市。特殊药品如流产药品和血液制品，由相关机构或是医生不经过药房直接销售。药品法相关章节对此进行了详细的描述。

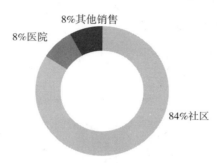

8%其他销售

8%医院

84%社区

图3　德国的药品分销

资料来源：VFA，由 D.H.Schmidt 整理，2015 年。

从销售额来看，德国药品 4/5 以上都是通过社区公共药房售出的（参考图3），只有 8% 通过医院售出，另外 8% 通过其他渠道售出，包括零售药房和超市。

过去十年中，德国出现了邮购药房，包括网上药房（BVDVA2014）。从销售价值来看，3% 的药品通过电子邮件或者网络订购，其中仅有 17% 为处方药。从药品数量来看，7% 的药品是订购的，其中 3% 为处方药。因此，可以说邮购药房在疾病治疗方面还不是很重要。

表6　　　　　　　　　通过邮购药房和网上药房销售的药品

	药房的销售总量	邮购药房/网上药房	其中处方药占比	其中自由购买药品占比
价值	505 亿欧元	15亿欧元（3%）	17%	64%
数量	19 亿	1.27亿（7%）	3 %	77%

注：总价值还包括非处方药和药房销售的其他物品。

资料来源：BVDVA2014，由 D.H.Schmidt 整理。

德国的公共药房有义务提供 24 小时的全天候服务。在晚上和节假日，药房必须安排值班人员。每晚全国约有 1400 家药房为 20000 名有紧急需求的客户提供服务，在日常工作时间外，每年提供 700 万份药品，收到 800000 多次电话咨询、短信或者网上咨询（ABDA 2013）。

　　医院药房仅向住院患者提供医药产品（包括药品）。医院治疗的门诊患者必须向社区药房出示其处方。患者出院时可以得到额外三天的药品，以保证在下一次去看医生并获得处方之前的用药。

四、药品成本和定价

（一）基本数据

　　社会医疗保险基金（SHIF）主要承担处方药和药房药品市场的成本。平均来看，社会医疗保险基金大约支付这些药品价格的 74%，私人医疗保险基金支付 7%，私人住户支付 19%（私人住户承担的比例包括保险支付后的自付部分和完全自付的部分）。如果采用占 GDP 的百分比来表示，社会医疗保险的份额近年来大约为 1.5%，2013 年这一份额为 1.59%（表 7）。

表 7　　　　　　　　　以资金来源分类的药品费用　　　　　　　　单位：百万欧元

	2000	2001	2002	2003	2004	2005	2006	2007	2008	2009	2010	2011	2012	2013
SHI	21776	23999	25432	25979	23998	27610	28159	30185	31585	33449	33825	32670	32982	34133
PHI	1788	1915	2121	2291	2330	2423	2523	2728	2930	3044	3140	3167	3172	3346
养老基金	0068	0066	0064	0061	0059	0058	0060	0063	0067	0070	0071	0073	0076	0075
强制事故险	0139	0143	0150	0154	0162	0167	0175	0179	0187	0194	0207	0213	0216	0224
私人住户	6746	6686	6834	6903	7665	7599	7060	6995	6958	6854	7377	7290	7663	7911
总计	30517	32809	34601	35388	34214	37857	37977	40150	41727	43622	44620	43413	44109	45689

　　资料来源：Destatis, GBE 2015 年。

表 8　　　　　　与社会医疗保险药品市场有关的数量和成本

	2009	2010	2011	2012
药品费用占医疗费用总额的百分比（%）	18.7	18.3	17.2	16.0
处方总量（百万）	626	626	625	633
参保人员人均消费（欧元）	428.55	432.36	416.22	421.99
参保人员自付部分（十亿欧元）	1.6	1.7	1.8	1.9

　　资料来源：2013 年 GKV-SV 数据，Schwabe 等，2014 年。

对于社会医疗保险参保人员，2013 年共开出了 645000000 份处方。2006 年，德国引入了处方药保险支付和个人自付相结合的共同支付机制，自付部分比例是药房售价的 10%，最高为 10 欧元。如果药品价格低于参照价格 30%，患者可以免于共同支付。截至 2013 年 1 月 1 日，5261 种药品可免于共同支付（GKV-SV 2013）[①]。

药品共同支付费用达到 21 亿欧元，占 SHI 参保人员所有共同支付费用的 58%（36 亿欧元，Schwabe 等人，2014 年）。

2013 年开出的所有处方药品中 37.0% 为仿制药，占社会医疗保险参保人员所有处方药费用的 75.2%（图 4）。

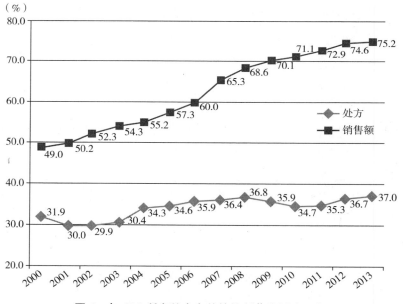

图 4　与 SHI 所有处方有关的仿制药比例（%）

资料来源：GBE2015 年，Schwabe 等人，2014 年。

---

① 免于联合支付的药品列表 https://www.gkv-spitzenverband.de/service/versicherten_service/zuzahlungen_und_befreiungen/befreiungsliste_arzneimittel/befreiungsliste_arzneimittel.jsp，最近登录时间为 2015 年 6 月 16 日。

瑞士和德国均被认为是药品价格高的国家，一项针对两国销量前一百的药品所作价格对比显示，及时排除掉德国增值税率（19%）更高的影响，德国的药品价格依然高于瑞士。从出厂价看销售额，德国是欧洲价格第二高的国家，仅次于丹麦（Schwabe 等人，2014 年）。

图 5 显示了价值和数量最高的十类药品。毫不奇怪，价值最高的药品由免疫抑制药品和抗肿瘤药品领衔，数量最高的药品由高血压药和止痛药排在前面。

销售额，百万欧元		与前一年的对比变化%
免疫抑制剂	3.014	+14.9
抗肿瘤药	3.003	+6.3
抗糖尿病药	2.372	+2.0
止痛药	1.766	+0.4
肾素血管紧张素	1.721	−7.7
抗过敏、哮喘和慢性阻塞性肺病药品	1.720	+1.2
系统性抗病毒药	1.711	+49.3
Antithrombotics	1.510	+18.0
Immunostimulants	1.280	−6.9
疫苗	1.092	+8.8

销售额，百万欧元		与前一年的对比变化%
肾素血管紧张素	56	+2.3
止疼药	49	+2.4
β 受体阻断剂	40	+1.4
系统性抗菌药	37	+8.3
Systemic anti - rheumatic drugs	37	−1.6
抗酸素，溃疡肠胃气胀	33	+3.3
抗糖尿病药	26	+0.5
诊断测试剂	26	+3.0
甲状腺治疗药	26	+4.0
抗过敏、哮喘和慢性阻塞性肺病药品	26	+0.3

图 5　价值和数量最多的十类药品

资料来源：BAH2014 年数据，由 D.H.Schmidt 整理。

图 6 概述了德国药品价格的构成。德国社会医疗保险药品市场中每 100 欧元的药品销售额中，药企得到 55.6%，批发商得到 3.1%，药房得到 14.5%，政府通过增值税收到 16%（德国增值税率为 19%）。由于药企和药房必须给予强制性折扣，SHIFs 可以节省最终价格的 10.8%。该图表明了每 100 欧元药品的销售额中不同利益主体所占的份额。德国 19% 的增值税税率用 16% 表示，是因为征税已经包括在销售总额中，而不是加在销售额之上。

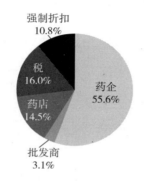

图 6　德国药品价格的构成（2013 年）

资料来源：Schwabe 等人，2014 年，由 D.H.Schmidt 整理。

（二）价格调控

德国的制药行业可以根据自身和全国市场情况自由定价。但是，社会医疗保险基金对于药品成本有所限制。如前所述，社会医疗保险基金是处方药的主要付款方，因此，制药行业通常会在定价上遵循这些限制。否则，患者必须支付超过这些限制的费用，这不仅会降低生产商的市场份额，还会损害其形象。

另外，德国政府有权通过法律发布价格冻结令以限定批发商和药房的利润率，而且可以规定降低新药成本的程序。与医疗系统有关的其他公益性或互益性主体本身也会采取措施降低医疗系统的成本。最后，社会医疗保险基金还会通过全国或者全欧洲的招标程序与药企一对一签订合同。

1. 价格的法律界定

《药品价格条例》① 详细描述了对批发商和社区药房利润的限制。表 9 提供了其概览。

表 9　　　　　　　　　　　　对成品药的价格调控

分销层级	价格限制	药品价格条例（AMPreisV）
批发商	在药企的税前销售价格上+3.5%，最高不超过37.80欧元 +固定的附加费用0.70欧元 +增值税	第2节
社区药房	药企的税前销售价格 +批发商的最高比例 +固定的额外费用3% +固定咨询费用8.35欧元 晚上和节假日+0.16欧元 药房折扣−2.05欧元	第3节

资料来源：AMPreisV 2014 年数据，由 D.H.Schmidt 整理。

对于 OTC 类药品，药房可以审慎地设定价格，但是 20000 多家社区药房之间的竞争非常激烈，其目的在于吸引使用社会医疗保险部门的处方药消费者。

2. 政府直接干预

政府关心的是控制社会医疗保险的成本，进而控制费率，最终使劳动力成本可控。由于德国药品成本正在急剧增加，对药品的价格限制是政府干预的一个组成部分。通常，干预的手段是在各利益主体之间重新分配成本，包括参保人员的共同支付、分销商之间的成本改变或重新分配。2006 年以来，已经实施了多种手段。

2010 年，德国引入了价格冻结。根据《德国社会法典(第五版)》第 130 节，处方药的价格被冻结在 2009 年 8 月 1 日的水平上，高于这一价格的药企必须相应提供折扣。对于 2009 年 8 月 1 日之后上市的药品，则会参考上市的日期。

---

① 药品价格条例 (AMPreisV) http://www.gesetze-im-internet.de/ampreisv/BJNR021470980.html 仅有德语版，最近登录时间 2015 年 8 月 12 日。

这一价格冻结最初定的是持续到 2013 年，最近又被延长到 2017 年。

另外，从 2010 年开始，药企必须在原来的出厂价基础上给予 16% 的额外折扣，从 2014 年 1 月 1 日开始这一折扣为 6%，自 2014 年 4 月 1 日开始又增加到 7%。这一折扣是以 2009 年 8 月 1 日的不加增值税的价格为基础的（GKV-SV 2014b; BMG 2015; 见图 7）。预计从 2014 ~ 2017 年间，价格冻结和强制折扣这两项干预措施所节约的费用有望高达 14.2 亿欧元。

价格冻结仅适用于处在专利保护期的药品[①]。对于仿制药，如果药品在价格参照系范围内，只要其价格不低于对应参照价格的 30% 以下，那么药企必须在税前价格的基础上提供 10% 的折扣。

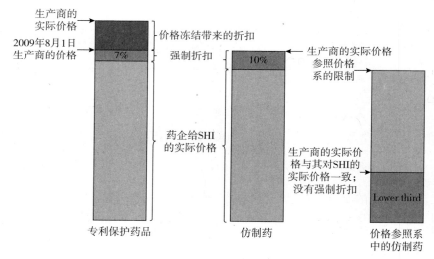

图 7　专利药和仿制药的价格冻结和强制折扣

资料来源：D.H.Schmidt，2015 年。

削减药企出厂价的措施也应得到相应的考虑。如果仿制药价格低于对标药物 30% 的规则不再适用，未来立法或修法中就需要制定防止价格上涨的新的特殊规定。

[①]　http://www.bmg.bund.de/themen/krankenversicherung/arzneimittelversorgung/preismoratorium-fuer-arzneimittel.html，最近登录时间 2015 年 8 月 15 日。

2013 年，上述措施所节省的费用总额共计 2.42 亿欧元（2012 年这一数字为 1.88 亿欧元），其中 95% 源于不受专利权保护的药品费用。

根据《德国社会法典（第五版）》第 130 节，如果在十天内完成支付，对于每份处方中的成品药品，社会医疗保险还可以获得 2.05 欧元的额外折扣，这相当于批量采购时现金付款应得的折扣。

3. 价格参照系

德国是第一个引入价格参照体系的欧洲国家。因为并不直接干预价格制定，而是限制社会医疗保险的报销，所以这一体系是一种间接调整价格的方法。参照价格系仅包括不再受专利权保护的药品，也就是说主要是仿制药。根据《德国社会法典（第五版）》第 35 节，由联合委员会确定不再受专利权保护的药品的参照系。如果至少存在三种药品，就可以建立一个集团。按照法律，确定参照价格时要考虑下面三个不同的步骤：①含有相同活性物质的药品。②含有疗效相当的活性物质（尤其是化学物质类似）的药品。③疗效类似（尤其是药品组合）的药品。

相应集团的价格限制是由全国社会医疗保险基金协会（GKV-SV）确定的。但是，法律规定了计算这些限制的特定条件：①参照系的价格不得超过最高价和最低价之间差额的下 1/3。②所有处方和所有药品中至少 20% 符合规定的利润范围。③不属于参照利润范围的所有药品和处方，所有费率的总和不得超过 160%。④最后，所有的规定应当在经济上合理，但是不会影响到药品疗效。

固定费率的利润每年都会重新计算。截至 2013 年 1 月 1 日，社会医疗保险处方中参照价格药品的份额为处方量的 78% 及销售总额的 42%（GKV-SV 2013; Schwabe 等人，2014 年），对于私人医疗保险的参保人员，其份额为处方量的 53% 及销售总额的 30%（BAH 2014）。

参照价格药品的实际目录由全国法定医疗保险基金协会（GKV-SV）制定，并每两周更新一次，由德国医学文献信息学会（DIMDI）公布[①]。2013 年 4

---

① https://www.dimdi.de/static/en/amg/festbetraege-zuzahlung/index.htm 最近登录时间 2015 年 8 月 16 日。

月 1 日，426 个集团中的 33000 种药品被列在参照价格体系的监管范围之内（GKV–SV 2013）。

4. 新药推广

在德国，大量的所谓创新药是造成处方药成本上升的主要因素。另外，在许多情况下，这些创新药只不过是创新仿制药，即复制现有药品，仅仅进行微小的化学成分变化，额外效果令人质疑。因此，德国政府颁布了一项《医疗用品市场改革法案》（AMNOG）。这一法案强制要求制药商在新产品上市后须接受对其额外效益进行的早期评估：联合委员会进行的新药效益评估（SGB V 第 35a 节）。

药品企业	联邦联合委员会		全国法定健康保险基金 药品企业	仲裁机构	全国法定健康保险基金 药品企业 联邦联合委员会
	3个月	3个月	6个月	3个月	2～6年
在最新的市场推出		口头听证			界定范围（验证研究）
档案	早期额外效益评估	决议	谈判→退费率	确定退费率	成本效益评估
		适用于无治疗改进效果的固定费率医疗产品→固定费率组别	无额外效益的与有额外效益的医疗产品		
联邦联合委员会程序规则所要求的	在互联网公布	在互联网公布	可能进入仲裁	可能推出法庭诉讼	

图 8 AMNOG 程序

资料来源：GKV–SV 2014 年。

这一程序包括生产商早期提供档案；其要求由联邦联合委员会（G–BA）制定，联邦联合委员会同时还向企业提供有关程序的咨询。根据递交给联邦联合委员会的研究，联邦联合委员会根据图 9 中的某一个类别做出决定。如果新药的效果与现有药品并无不同，它就会被归类为相应的固定费率组别。对于目前市场上不存在的药品，无论其是否具有额外效益，退款率均由药企和社会医疗保险协商（GKV-SV）。联邦联合委员会科学调查的结果和价格协商的结果均可以用于仲裁或者法庭诉讼。

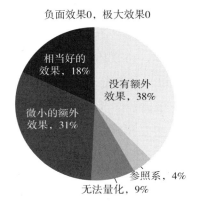

图 9　根据截至 2014 年 4 月 1 日的程序所确定的额外效益的最高级别（71 种药品）

资料来源：G-BA 2014 年，D.H.Schmidt 整理。

截至 2014 年 4 月 1 日，共分析了 71 种创新药，其中大部分具有微小的额外效果（22 种）、没有效果（27 种）或者与现有药品并无不同（3 种）。有三种药品的效果无法量化，只有 13 种药品显示出了相当大的额外效果。如图 9 所示，没有任何一种药品比现有药品效果差，也没有任何一种药品具有极大的额外效果。

5. 药企与社会医疗保险基金之间的合同（部分退款合同）

2003 年，德国政府开启了社会医疗保险与药品生产商或生产者之间签署一对一合同的可能性。医疗系统内部对这一变化有不同的观点：一方面，生产商之间和不同社会医疗保险之间的竞争使市场实现了更高的自由；另一方面，伴随着药品市场透明度的降低，这一变化阻碍了对开处方药的医生的控制机制，制约了联合委员会的决策权（Shwabe 等人，2014 年）。

过去几年中，发展出不同类型的合同（Schwabe 等人，2014 年）：①组合合同：包括同一家制药企业的全部产品，这类合同方便管理，因为不需要公开招标。但这也是立法者取消这类合同的原因。②在开放合同：价格由社会医疗保险设定，任何满足这些条件（包括质量）的企业均可参加。③有关有效成分或组合药品的合同：对有效成分进行公开招标后，可以与一家或者多家药企签署合同。

2012 年底，社会医疗保险基金一共签署了 34879 份药品合同。在取消非公开招标的合同后，合同涉及的药品数量急剧下降，仅 2013 年略有增加（16454种药品；Schwabe 等人，2014 年）。合同期限大部分仅有两年，两年之后，就必须启动新的招标流程，招标条件也会有所变化。

根据制药行业的数据，近几年来 SHIFs 采购的药品中一半以上都有折扣（图 10）。

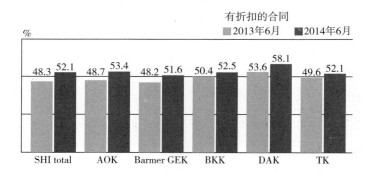

图 10 不同社会医疗保险基金中折扣药品数量的份额（%）

资料来源：BPI 2014。

2013 年，通过药品折扣合同所节约的总费用为 23.7 亿欧元，占所有药品支出的 9.3%。专家估计，药品折扣合同将成为严格控制医院财务票据之外另一个主要的成本控制手段（Schwabe 等人，2014 年）。

药品折扣合同主要关注的是仿制药市场，尽管并不局限于此。保护期内的专利药只与再进口的同一品种专利药竞争，因而再进口也导致 SHIIFs 在这一细分市场药品支出的巨大节约。

社区药房可以获取当前所有有折扣合同的信息。根据法律规定，除非医生处方另有说明，社区药房有义务向社会医疗保险参保人员提供相应的药品。很多社会医疗保险还与门诊医生签署了合同，确保处方所开出的药品，是社会医疗保险采购合同中的药品。

（三）限制药品费用的其他措施

1. 处方药的使用规范和成本基准

在国家层面上，全国社会医疗保险医生协会和全国法定医疗保险基金协会根据《德国社会法典（第五版）》第 84 节，就药品和医疗产品的使用规范和成本基准达成了一项框架协议。各州的地方性协会可以制定更为详细的规定。比如，在北莱茵—威斯特法伦州，目标可以是根据所含有效成分的差异对同一种通用名对应的不同仿制药进行差别定价、规定不同科室医生的服务收费标准、确定（和专利药相比只是在化学分子式上有微小改变的）创新仿制药的利润率或是明确每个价格参照系中 DDD 药品的配额。其他的规范可以根据地方实际情况设定。

伴随框架协议而来的是，将某个医生的处方习惯与其同行进行对比评估，包括提出改进绩效的评论意见。另外，在医生自愿的基础上，单个社会医疗保险也可以就改善其处方用药行为提供一对一的咨询。参加这种咨询或者符合使用规范和成本基准的医生可以豁免于经济绩效审计。

如果医生开的处方药都符合 SHIFs 规定的限制，他们可以从 SHIFs 获得与所节省的药品费用相对应的差额报销。

2. 承担经济责任的程序

《德国社会法典（第五版）》描述了社会医疗保险的合作伙伴有义务保证经济合理性。总之，不管是药品，还是医疗服务提供者的其他处方和行为，已经有不同的法规可证明行为是否合规。

根据地区性社会医疗保险医生协会（KV）设定的目标，会对单个医生与其同行进行对比评估。如果该医生开具的处方总数超过了所在科室处方平均成本的设定比例，就会启动一项升级程序。如果成本高于平均水平 25% 以上，医生首先要接受一次咨询。如果继续超过这一基准，他们必须偿还由医生委员会和社会医疗保险确定的经济赔偿金额，这一数额可高达 25000 欧元。承担经济责任的程序包括以下几种方式[1]：①系统性的统计评估；②每个科室最高 5% 的随机抽样，以及③根据特定处方习惯等进行个体评估：超出药品批准用途的处方（适应症外用药），超过特定药品建议用量的处方（比如，哮喘喷雾剂），没有和胰岛素疗法匹配的葡萄糖测试处方，特别配方的处方（比如，二磷酸盐），而这一处方完全可以开成品药，以及没有包含在医保报销范围内、患者没有支付义务的药品，比如帮助改善生活习惯的药品、OTC 类药品、针对普通感冒的镇静剂长期处方等。

3. 平行进口和再进口

药企之间的竞争也会导致从其他欧洲国家平行进口药品，导致这一药品市场份额的上升。

制药企业／生产商在德国上市的医药产品也会在欧盟（EU）或者欧洲经济区（EEA）其他成员国上市。对于每一种产品，他们都相应地持有各个成员国颁发的国内上市许可。"平行进口的医药产品"是由独立于欧盟或者欧洲经济区其他成员国的原上市许可持有者（MAH）或者生产商的第三方公司购买，然后又被进口到德国，与原制药公司上市的药品平行在德国出售[2]。

再进口指的是在德国生产的药品以低价出口，然后又被德国进口。从经济角度来看，药品的平行进口和再进口是由欧盟或欧洲经济区内药品价格水平不同所导致的。

2014 年的一项预测研究（2014 年）显示，进口药品具有节约经济成本的巨大潜力，2013 年直接节约 1.74 亿欧元，2014 年为 2.22 亿欧元。即使药品

---

[1] http://www.kbv.de/html/2949.php 仅有德语版，2015 年 8 月 17 日最后登录。

[2] http://www.bfarm.de/EN/Drugs/licensing/zulassungsverfahren/parimp/_node.html.

折扣合同的比例在不断提高，进口药品节约的成本却并未减少，与 2006 年相比，多节约出了 1 亿美元或者更多。专利药折扣合同所节省的成本，只能通过专利药再进口或者平行进口来实现，这也使制药行业提升了市场整体份额。

2014 年，社会医疗保险市场的进口药品比例为销售额的 9.6%，市场份额为 3.6%。对于私人医疗保险，这一比例分别为 8.6% 和 4.2%（BAH 2014 年）。

参考文献

[1] ABDA （2013） Die Apotheke Zahlen Daten Fakten. <<The pharmacy – facts and figures>>https://www.abda.de/fileadmin/assets/ZDF/ZDF_2013/ABDA_ZDF_2013_Brosch. pdfGerman only, last access August 6th 2015.

[2] AMG （Arzneimittelgesetz; Medical Products Act） http://www.gesetze–im–internet.de/ englisch_amg/index.html last access August 6th 2015.

[3] BAH （2014） Der Arzneimittelmarkt in Deutschland. Zahlen und Fakten<<The pharmaceutical market in Germany – facts and figures>>. https://www.bah–bonn.de/presse– und–publikationen/zahlen–fakten/German only, last access August 6th 2015.

[4] BfArM （2015） Licensing. Evaluating medicinal products. Licensing health. http://www.bfarm. de/EN/Drugs/licensing/_node.html last access August 7th 2015.

[5] BPI （German Pharmaceutical Industry Association） Pharma Data 2014. http://www.bpi.de/ daten–und–fakten/pharmadaten/ last access August 4th 2015.

[6] Busse R, Bl ü mel M （2014） Germany Health Systems Review. Health Systems in Transition Vol.16 No 2 http://www.euro.who.int/__data/assets/pdf_file/0008/255932/HiT–Germany. pdf?ua=1 last access August 5th 2015.

[7] BVDVA （Bundesverband Deutscher Versandapotheken <<Federal Association of the German mail–order pharmacies>>） Daten und Fakten zum Arzneimittelversandhandel in Deutschland

（data and facts about the mail-order pharmacies in Germany） http://www.bvdva.de/home/ daten-und-fakten German only, last access August 7th 2015.

[8] EMA European Medicines Agency （2014） The European regulatory system for medicines and the European Medicines Agency. A consistent approach to medicines regulation across the European Union. http://www.ema.europa.eu/docs/en_GB/document_library/Brochure/2014/08/ WC500171674.pdf last access August 7th 2015.

[9] G-BA （Federal Joint Committee） The benefit assessment of pharmaceuticals in accordance with the German Social Code, Book Five （SGB V）, section 35a http://www.english.g-ba.de/ benefitassessment/information/ last access August 17th 2015.

[10] GBE （Gesundheitsberichterstattung des Bundes; <<Health Reporting of the Federal State>>） Savings potential of generic drugs in millions of Euros. https://www.gbe-bund.de/ oowa921-install/servlet/oowa/aw92/dboowasys921.xwdevkit/xwd_init?gbe.isgbetol/xs_start_ neu/&p_aid=3&p_aid=10164460&nummer=602&p_sprache=E&p_indsp=18065159&p_ aid=91125733 last access August 12th 2015

[11] GKV-SV, KBV （2014） Rahmenvorgaben nach § 84 Abs. 7 SGB V - Arzneimittel -für das Jahr 2015 vom 26. September 2014 vereinbart zwischen dem Spitzenverband Bund der Krankenkassen （GKV-Spitzenverband） und der Kassenaärztliche Bundesvereinigung nachstehend Bundesvertragspartner genannt. German only https://www.gkv-spitzenverband. de/media/dokumente/krankenversicherung_1/arzneimittel/rahmenvertraege/vertragsaerzte/ Rahmenvorgaben_Arzneimittel_nach__84_Abs_7_SGB_V_fuer_das_Jahr_2015.pdf last access August 17th 2015.

[12] GKV-SV （2014a） AMNOG - evaluation of new pharmaceutical https://www.gkv-spitzenverband.de/english/statutory_health_insurance/amnog___evaluation_of_new_ pharmaceutical/amnog___evaluation_of_new_pharmaceutical_1.jsplast accessAugust 5th 2015.

[13] GKV-SV （2014b） Quality - improving, assuring, publishing. Annual Report 2014 https://www.gkv-spitzenverband.de/media/dokumente/english/GKV_GB2014_English_web_

barrierefrei.pdflast accessAugust 5th 2015

[14] GKV–SV（2013）Data sheet pharmaceutical market. https://www.gkv–spitzenverband.de/media/dokumente/presse/pressekonferenzen_gespraeche/2013_1/20130530_pk_amnog_/Faktenblatt_Arzneimittelmarkt_2013– 05–24. pdfGerman only, last accessAugust 5th 2015

[15] Prognos（2014）Studie Import von Arzneimitteln. Einsparungen f ü r das Gesundheitswesen in Deutschland. Aktualisierung 2013/2014. <<Study of imports of drugs. Savings for the German health system. Update 2013/2014. http://www.prognos.com/uploads/tx_atwpubdb/141203_Prognos_VAD_Studie_Import_von_Arzneimitteln.pdf last access August 17th 2015

[16] Schwabe U, Paffrath D（eds.）（2014）Arzneiverordnungsreport（<<Report of drug prescriptions>>）. Springer publishing house. http://www.springer.com/us/book/9783662434864 German only.

[17] VFA（2011）The pharmaceutical industry in Germany. http://www.vfa.de/en/download-manager/_the–pharmaceutical–industry–in–germany.pdf last accessAugust 5th 2015

[18] VFA（2010）In the Spotlight: Pharmaceutical expenditures.http://www.vfa.de/en/latest-topics/pharmaceutical–expenditures.htmllast accessAugust 5th 2015

扩展阅读

[1] BAH https://www.bah–bonn.de/widi–services/broschueren/issues different broschures in English as Quality Management Manual, SOP "Product Quality Review（PQR）"

[2] BfArM（2014）Annual Report 2012 ǀ13. Federal Institute for Drugs and Medical Devices. http://www.bfarm.de/SharedDocs/Downloads/EN/BfArM/Publikationen/Jahresbericht2012–13.pdf?__blob=publicationFile&v=5 last access August 7th 2015.

[3] BMG（Bundesministerium f ü r Gesundheit; Ministry of Health）Overview of the system, some figures.http://www.bmg.bund.de/en.htmlEnglish version of essential facts; last access August 16th 2015.

[4] Busse R, Panteli D, Henschke C （2015） Arzneimittelversorgung in der GKV und 15 anderen europa ischen Gesundheitssystemen Ein systematischer Vergleich. （<<Pharmaceutical care in the SHI and 15 other European health systems. A systematic review.>>） Working papers in health policy and management Vol. 11. https://www.gkv-spitzenverband.de/media/dokumente/presse/pressekonferenzen_gespraeche/2015_2/pk_20150615_arzneimittel/06_Studie_Arzneimittelversorgung_Juni_2015.pdf English summary; last access August 17th 2015

[5] Destatis （Federal statistical office） https://www-genesis.destatis.de/genesis/online/data;jsessionid=31A54E3E9C1402D7A2490050E2B99F28.tomcat_GO_2_2?operation=sprachwechsel&option=en Statistics

[6] European Commission （2015） EU Pharmaceutical Information. http://ec.europa.eu/health/documents/index_en.htm last access August 15th 2015

[7] GBE （Gesundheitsberichterstattung des Bundes; <<Health Reporting of the Federal State>>） The Information System of the Federal Health Monitoring. https://www.gbe-bund.de/gbe10/pkg_isgbe5.prc_isgbe?p_uid=gast&p_aid=10164460&p_sprache=E

[8] G-BA （Federal Joint Committee） Overview of the activities of the Joint Committe last access August 5th 2015. http://www.english.g-ba.de Ispor （2009） Germany – Pharmaceutical http://www.ispor.org/htaroadmaps/germany.asp#7 last access August 5th 2015

[9] Reham M Haleem, Maissa Y Salem, Faten A Fatahallah, Laila E Abdelfattah （2014） Quality in the pharmaceutical industry – A literature review. Saudi Pharmaceutical Journal. http://dx.doi.org/10.1016/j.jsps.2013.11.004. Last access, August 12th 2015

分报告四

澳大利亚药品政策

澳大利亚南澳大学药学医学学院

A. I. Brity博士

E. E. Roughhead教授

背景

中国正在开展医药行业改革，因为其在药品质量、成本和流通方面面临着日益严峻的挑战。中国医疗支出总额中大约 40% 用于药品，而其中的许多药品对于提高中国人民的健康水平并非是必需和有效的。为了协助中国政府制定出更好的药物政策，昆山杜克大学与国务院发展研究中心合作对与药物生产、流通、采购和定价有关的国际经验和有效做法进行分析和总结。这些国际经验源于几个案例研究，两个来自高收入国家（澳大利亚和德国），两个来自中等收入国家（泰国和印度）。由于东盟经济共同体（AEC）尚未运行，本项研究仅以单个国家为基础。本文讲述的主要是澳大利亚的经验。

研究目的

本次研究的范围包括以下方面：①药品采购：负责采购的机构，采购方式。②药品分销：分销情况。③药品定价：定价体系，价格形成机制。

一、政策框架

（一）澳大利亚的医疗保障体系

澳大利亚联邦包括有六个州和两个领地，2014 年总人口为 2300 万人。其拥有一套完整而全面的卫生保障体系为国民提供有补贴的卫生保健服务。本质上，卫生保健服务由各州负责，但联邦政府与各州和领地政府之间在医疗卫生政策和卫生保健服务方面的责任既是独立的，也是重叠的。医疗卫生服务的资金来源于税收，即征收卫生保健税用于支付卫生保健费用。2013 年，澳大利亚的医疗卫生保健总费用占国内生产总值的 9.4%。其中药品开支占到医疗卫生保健总费用的 14%。

国家医药政策为澳大利亚的药品体系规定了整体框架（图 1）。国家药品政策的整体目的是"满足用药和相关服务的需要，以实现最佳医疗保障效果和经济目标"。具体包括以下四个主要目标："个人和社区以承担得起的价格，及时获得所需药品；质量、安全性和疗效均达标的药品；合理用药；维持有发展能力且负责任的制药产业。"

（二）药品的审批

澳大利亚政府卫生部下辖的医疗用品管理局负责对在澳大利亚上市的药品实施管理，确保药品的质量、安全性和疗效达到合格水平。处方药咨询委员会根据新药或新疗法的疗效、安全性和质量进行科学数据评估。如果药品符合相关标准，便可列入《澳大利亚医疗用品注册目录》。由医疗用品管理局向制药商发放生产许可证。所有生产过程必须符合《生产质量管理规范》的相关原则。

（三）资金筹措与药品采购

一种药品在获得医疗用品管理局的上市许可之后，就可以在澳大利亚上市销售，但只有列入药品福利计划（PBS），才能获得政府补贴。1944 年首次通过的《药品福利法》就授权向所有澳大利亚居民免费提供药品，但直到 1948 年，药品福利计划才制定出来，同时列出了可免费提供的 139 种防病和救命药品清单。规定所有澳大利亚公民、常住澳大利亚的居民和来自与澳大利亚签有互惠医疗保健协议的国家的游客均可享受药品福利计划提供的福利，包括社区提供的药品。根据药品福利计划，提供药品的对象也包括澳大利亚大部分州和领地的私立医院病人、公立医院非住院门诊病人、从公立医院出院病人，但不包括公立医院的住院病人。药品福利计划的现行法律依据是 1953 年的《国家卫生法》和 1960 年的《国家卫生（药品福利）条例》。《国家卫生法》第七部分规定了药品定价和补贴计算方法。2012 ~ 2013 年，有 750 种药品、1970 多种剂型、4500 多个品牌列入药品福利计划补贴清单并上市。列入药品福利计划补贴清单的药品构成社区所用处方药的主体。私人处方用药的市场占比不到 10%。

药品福利咨询委员会（PBAC）负责向卫生部推荐列入药品福利计划补贴清单的药品，然后由澳大利亚政府卫生部与药品生产商进行价格谈判。实际上，澳大利亚政府卫生部是澳大利亚的主要药品采购部门，因为大部分用药是通过药品福利计划提供的。药品福利计划的补贴预算没有上限。2013 ~ 2014 年，药品福利计划的补贴费用是 100.50 亿澳元，其中 85 亿澳元是由政府承担的。

药品福利计划补贴清单内药品的成本由消费者承担一部分。如果所用药品在药品福利计划补贴清单之内，且其分担成本超出消费者的承受能力，则这些药品的普通用户和特惠用户均可享受补贴。2015 年，消费者分担的成本价格是：一般受益人 37.70 美元，特惠病人（享有某种社会保障的病人）6.10 美元。为防止过高的药品成本影响消费者利益，澳大利亚设置了一个安全临界值。该临界值只针对家庭，而非针对个人，按一个日历年内药品福利计划清单药品消费者分担成本的总额计算。2015 年的临界值为普通受益人 1453.90 美元，特惠病人 366 美元。每年都会根据消费者价格指数对消费者分担额度和安全临界值进行调整。一旦普通病人分担的金额达到安全临界值，其当年剩余时间内后续开药时需分担的成本费用就会下降到特惠病人的水平（即 6.10 美元）。一旦特惠卡持有者分担的成本费用达到特惠安全临界值，其当年剩余时间内后续开药全部免费。

公立医院住院病人用药通过设在医院或各州的药品采购委员会进行采购。2013 ~ 2014 年，各州政府用于药品采购的支出仅占其总支出的 6.5%。

从 2011 年开始，药品生产企业可以同时向医疗用品管理局和药品福利计划管理部门申请上市并享受补贴。引入这种平行申请程序是为了缩短药品上市时间。

国家医药政策
个人和社区以承担得起的价格，及时获得所需药品 质量、安全性和疗效均达标的药品 合理用药 维持有发展能力且负责任的制药产业

医疗用品管理局（TGA）
市场准入管理机构 负责管理在澳大利亚上市的药品，确保药品达到质量、安全和疗效标准

↓

药品福利计划（PBS）
国家公共医药资助计划 涵盖大部分州和领地的社区、私立医院、公立医院门诊病人和公立医院出院病人

药品福利咨询委员会（PBAC）
对有效性、安全性和成本进行比较评价 下设经济学小组委员会和药品使用小组委员会

→建议

卫生部
年成本超过2000万澳元的药品需经内阁审批

↓

上市药品	上市后检查
无限制福利 针对特殊用药的有限制福利 当局要求的福利：公众卫生服务部事先批准	评估药品使用情况，加强药品价格管理 提高用药目的性，避免不必要的浪费或不当用药

图 1　澳大利亚的药品定价与补偿政策

二、药品分销

药品供应链由生产商（专利药品研发商和仿制药生产商）、批发商和药剂师等三个主要环节构成。

（一）药品生产商

澳大利亚境内有40多家药品研发商（大部分隶属跨国公司）和约10家仿制药生产商，共同构成了澳大利亚的制药产业。澳洲制药（Medicines Australia）是澳大利亚最大的制药企业，是药品研发商的代表。仿制药制造业协会（GmiA）是仿制药供应商的代表机构。

（二）药店

药店必须经批准之后才能供应按照药品福利计划享受补贴的药品。药品福利计划将获得批准的药店作为经销和使用计划补贴药品的主要途径。澳大利亚共有5350家特许药店，它们的所有权受州和领地的法律监管。大部分州和领地的法律都规定，社区药店的所有权人只能是注册药剂师。因此，澳大利亚大部分社区药店都归药剂师所有，只有少数药店属于非盈利机构。布局规则限制在已有药店半径1.5公里范围之内开设新药店。澳大利亚药店协会代表大部分社区药店所有人的利益。在药剂师拥有的社区药店中，有超过3000家隶属于旗舰或特许专营连锁店成员，其他不隶属任何组织的药店列为独立药店。有些旗舰连锁组织隶属于三大药品批发商的品牌零售商。药店的收入大部分靠经销列入药品福利计划补贴清单的药品，其余靠私人处方、柜台药品销售和其他美容保健产品的零售。

（三）批发商

澳大利亚有三家大批发商负责向社区药店和一些州批发商经销药品。只有同意遵守一系列服务规范，包括24小时供应列入药品福利计划补贴清单的所有药品，批发商才能有资格获得与供应药品福利计划药品有关的政府资金支持。

三、药品采购

（一）药品福利计划（PBS）资助的药品

1. 药品福利咨询委员会（PBAC）

药品福利计划的药品采购是通过清单机制实现的。将药品列入药品福利清单的申请由药品生产商或其他赞助者提出，并交由药品福利咨询委员会（PBAC）评估。药品福利咨询委员会是一个具有法定授权的独立委员会，负责推荐列入药品福利计划清单的药品。根据《国家卫生法》，药品福利咨询委员会在考虑是否对某种药品给予补贴时，需对其相对安全性、相对疗效和成本进行评估。1988年3月，药品福利咨询委员会开始按照法律要求考虑药品的成本问题，并进而成为世界上第一个在药品推荐中寻求药品成本—疗效比证据的卫生技术评估（HTA）组织。将药品列入药品福利计划补贴清单的最终由卫生部长决定，但如果没有药品福利咨询委员会的积极推荐，任何新药都不可能列入清单。也就是说，如果药品福利咨询委员会没有提出将某种药品列入清单的建议，卫生部长不会决定将其列入清单。如果将某种新药列入药品福利计划清单的净成本高于每年2000万美元，入单建议还需交由澳大利亚内阁审查，最后仍是由卫生部长决定。

药品福利咨询委员会的成员资格由法律规定，具体成员由政府委派，包括医学专家、全科医生、临床药理学家、药剂师、健康经济学家和消费者代表。药品福利咨询委员会的日常活动、工作成果和会议公开汇总文件可在线查阅，网址为：http://www.pbs.gov.au/info/industry/listing/elements/pbac-meetings/agenda。药品福利咨询委员会每年举行3次会议。从提交相关材料到做出决定的时间为 17 个星期。

药品福利咨询委员会设有秘书处,由澳大利亚政府卫生部指派的工作人员组成,负责委员会的日常管理并向委员会提供技术支持。由药品和健康经济评估员组成不同的独立专家组,大部分设在澳大利亚的各个大学,负责在药品福利咨询委员会开会前对提交上来的相关材料进行审查并做出评价。药品福利咨询委员会还下辖经济小组委员会和药品使用小组委员会帮助开展分析和咨询工作。经济小组委员会(ESC)由临床医师、临床流行病学家、健康经济学家、生物统计学家和临床药理学家组成,对提交药品福利咨询委员会准备列入清单的药品进行临床评估和经济评估,并针对评估结果向委员会提供技术方面的建议,包括所用健康经济模式的可靠性。药品使用小组委员会(DUSC)由包括临床医师、药物流行病学家和对药品使用有兴趣的其他人士等具有广泛代表性的专家组成。药品使用小组委员会的任务是,根据对新药品预期用途和财政成本的评估结果,评估新药列入药品福利计划清单可能给预算带来的影响,另外还负责收集和分析药品的实际使用数据,并向药品福利咨询委员会提出建议。药品使用小组委员会有会议重点议题成果报告和药品使用分析报告等两种报告,均可在线查阅:http://www.pbs.gov.au/info/industry/listing/participants/drug-utilisation-subcommittee。

2. 列入药品福利计划清单的流程

药品福利咨询委员会指南(http://www.pbac.pbs.gov.au/home.html)为准备将新药列入药品福利计划清单的申请材料提供了具体说明。入单申请材料既要包括考虑给予补贴的药品的信息,也要包括新药享受补贴后有可能在医疗实践中被取代的主要现用药品的信息。需要对临床证据进行比较分析,以确定新药是否优于或不次于现有可用药品,然后再进行健康经济评估。如果得出的结论是新药优于现有用药,则需进行成本—疗效评估;如果得出的结论是新药不次于现有用药,则需进行成本最小化评估。另外还需要进行预算影响评估。有可能的话,还会研究其他相关问题,如合理用药或有条件入单等。

药品福利咨询委员会可以批准、回绝或推迟入单申请。如果某种新药被认为与现有入单药品具有类似的安全性和疗效并因此确定了相同的价格，该新药可以靠其成本最小化优势被推荐列入清单。如果新药与现用药品相比具有可接受的增量成本疗效比（ICER），也可以被推荐列入清单。除了在做决定时给予考虑之外，作为推荐因素的增量成本疗效比并没有一个固定的临界值。然而，事实已经表明，如果某种新药每个质量调整生命年（QALY）的增量成本疗效比高于 75000 澳元，则该药就不可能列入清单。同时，药品预算对整体财政的影响也是决定入单时需要考虑的一个重要因素。

有些药品可以作为不受限制的福利列入药品福利计划清单，意味着用于临床时可以不受限制地享受补贴。另有些药品可作为受限制的福利列入药品福利计划清单，意味着只有在用于治疗某些特殊疾病时才可享受补贴。更进一步的限制是主管当局的限制，分为两种类型。一种是主管当局所要求的限制性简化福利，开药时需要记录主管当局的简化编码，表明哪些药品限用于哪些疾病，而无需公共服务部事先批准。另一种是主管当局所要求的限制性福利，开药之前需有澳大利亚政府公共服务部或澳大利亚政府退伍军人事务部的电话或书面批准。列入药品福利计划清单可能还要执行连续性规则，病人要想连续获得补贴，需要出示享受此种福利的显而易见的证据。另外，有许多理由可以对某种药品的使用进行限制，比如仅限于某些经过批准的病症，或仅限于在他们中间进行了药品的成本疗效评估的人群，也可以是已批准将药品用于患某些特定病症的人群。采取这些限制措施是为了最大限度地减少可能发生的不利事件，防止药品的误用、滥用或过量使用，管理好新药的引进。

3. 上市后后续评价

药品福利咨询委员会还承担上市后的评价，主要对药品列入计划清单后的使用情况进行评价。检查结果可能会导致处方规定或药品价格的变化。比如，2009 年对抗风湿药物缓解生物性疾病的检查就促成了对该类药品适用标准的修改和价格的下调。2013 年对老年痴呆症用药的评价发现，由于成本疗效的原因，使用这类药的人群广度大大超过预期，使用周期也比原先预期的长。此后，以认知度提高程度作为测量药品疗效的尺度（连续性规则）的做法被终止，而要求病人对药品使用情况做出反映，药品价格也下调了40%。

（二）公立医院住院病人用药的采购

公立医院的经费开支由澳大利亚中央政府、各州政府和领地政府共同承担。公立医院用药的采购和定价程序与药品福利计划清单内的药品有所不同。州和领地的药品采购和定价程序也不相同，有的表现在州级政府层面，有的表现在医院层面。药品可通过与批发商和制药商进行直接价格谈判的方式进行采购。在某些州，大批量药品和仿制药可通过竞标方式采购。在南澳大利亚州，所有公立医院的大批量或贵重药品的寻购、议标和采购合同管理工作由该州卫生部负责。

四、药品福利计划清单药品的定价

（一）定价方法

1993年引进的比照定价法和基于价值的定价法一直是澳大利亚药品定价政策的基石。当某些药品被认为与现用药品具有类似的安全性和疗效时，则采用比照定价法，比如当某种药品与现用药品相比并没有明显优势，但药品福利咨询委员会基于成本最低化考量进行了推荐。在这种模式下，被认为疗效和安全性相当的所有入单产品都以相同的价格列入清单。所有仿制药比照同类药品以最低价格列入清单。澳大利亚有一项仿制药替换政策。根据该政策，药剂师可以将品牌产品换成非专利仿制产品，除非处方注明"不得替换品牌产品"。品牌加价政策仍然适用。根据该政策，药品公司可选择对品牌产品加收费用，增加的这部分费用由消费者承担。在实际交易中，澳大利亚消费者一般不会支付大额加价，因此大部分品牌加价都低于6.00澳元。还有一项疗效群组差价政策：在一些特定的疗效群组，所有用药都按比照法定到最低价，制药商可以选择适当加价，加上去的这部分费用也由消费者承担，加价幅度与品牌加价幅度相当。

如果能够证明某些新药在安全性和疗效方面优于现有用药，澳大利亚会采用一种基于价值的方法为药品定价。基于价值的定价既考虑药品的成本疗效，又考虑其预算影响。

以前的做法是，药品福利咨询委员会做出积极推荐之后，随即通过药品福利定价管理局（PBPA）与药品供应商展开价格谈判。药品福利定价管理局是1988年成立的一个非法定独立机构，其成员包括来自澳洲制药公司和仿制药行业协会的代表。在价格谈判的过程中，药品福利定价管理局会对多种因素进行综合考虑，包括药品福利咨询委员会对药品的临床评价和成本疗效分析、药品可替代品牌的价格、同一解剖学治疗学分类（ATC）组群中可替代药品的价格、成本信息、处方剂量、规模经济、药品有效期、储存条件、产品稳定性、特殊生产要求、可比较国家的药价等。药品福利定价管理局于2014年4月1日撤销，价格谈判工作并入药品福利咨询委员会。

（二）价格结构

药品福利计划清单药品的分销价格由出厂价格、批发商利润、药店管理费、处理费、基础设施费和分销费组成。

批发商的基本利润分为两个层次。第一个层次是对较低价产品按比例加价，第二个层次是对较高价产品按固定额度加价。出厂价格等于或低于930.06澳元时，利润按7.52%加成；出厂价格高于930.06澳元时，利润按69.94澳元的固定额度加成。

药店分销费为每批6.93澳元。经销列入危险药品清单的药品另加2.91澳元。其他药店费用包括紧急备药费和安全网络支付手续费。所有配方药的分销和支付几乎全部通过药品福利计划在线平台实时完成。

（三）仿制药价格改革

有些研究显示，澳大利亚仿制药价格高于类似国家的水平，大约相当于它们原创品牌的价格。为此，澳大利亚政府于2005年8月以法律形式规定，在某种药品的第一批不受商标限制的非专利仿制产品列入药品福利计划清单时，其价格要下调12.5%。虽然该项政策降低了仿制药的价格，但仍高于类似国家的水平。仿制药供应商不是与政府竞价，而是热衷于向药剂师提供竞争性折扣，折扣率通常达到50%，甚至更高。这样，政府提供给药剂师的价格补贴往往远高于药剂师实际支付的价格。

1. 药品福利计划改革

为理顺仿制药政府买单与药店采购价格之间的关系，澳大利亚于2007年8月对药品福利计划进行了改革。药品福利计划2007年一揽子改革方案包括一系列相互关联的措施，比如改变药品福利计划入单药品的定价方式、调整对药店和药品批发商的补偿安排（主要是提高加价和分销费额度），另外还通过全国处方服务署用药知识宣传机构（NPS MedicineWise）开展仿制药认知运动。NPS MedicineWise是在澳大利亚支持合理用药宣传活动的全国性独立组织。新的定价政策包括三项主要内容：将药品福利计划清单药品分为两类、强制降价、施行价格信息披露制度。

（1）药品福利计划清单药品分类

将列入药品福利计划清单的药品分为两大类。第一大类（F1）包括所有出于专利保护考虑只有一个品牌列入清单的特殊药品。第二大类（F2）包括根据病人的实际情况可与多品牌药品互换的多品牌和单一品牌药品。在过渡性价格管理中，F2类再分为F2A类和F2T类。无需向药店提供高额回扣的药品归入F2A类；需要向药店提供高额回扣的药品归入F2T类。F2A类和F2T类于2011年1月1日合并，形成单一的F2类。各类药品采用不同的定价机制。F1类药品的价格基于价值确定，但大部分F2类药品的价格则根据多家供应商的市场竞争情况确定。

（2）强制性降价

列为 F2A 类的 F2 类药品连续 3 年每年强制性降价 2%，列为 F2T 类的 F2 类药品一次性降价 25%，然后根据强制性价格公示的结果每年下调。列为 F2A 类的药品从 2007 年 8 月开始执行上述规定，列为 F2T 类的药品从 2011 年 1 月开始。当同类药品有新品牌列入清单时，列为 F1 类的药品转列 F2 类。

（3）价格信息披露

根据价格信息披露要求，药品生产商需向卫生部提供实际市场销售价格（出厂价）方面的信息。具体信息包括销售收入、销售量、用在供应链上的促销费用和折扣。加权平均公示价格（WADP）根据这些信息计算。如果当时的出厂价格高于加权平均公示价格的 10%，则将药品福利计划清单药品的价格降低到加权平均公示价格的水平。

2. 2010 年药品福利计划改革

2010 年 12 月，联邦政府以备忘录的形式推出与澳洲制药公司达成的第二份改革草案。草案提出的变革包括涉及药品福利计划清单药品定价问题的三项主要内容。第一，在 2010 年 10 月的基础上进一步下调 F2 类药品的价格（F2A 类再降 2%，F2T 类再降 5%）。第二，从 2011 年 4 月起将首次列入药品福利计划清单的仿制药的降价幅度从 12.5% 提高到 16%。第三，将价格信息披露政策的适用范围扩大到涵盖所有 F2 类药品，周期从 24 个月缩短到 18 个月，即所谓扩大和加快价格信息披露（EAPD）。

第一轮 EAPD 是在 2011 年进行。2012 年 4 月的 EAPD 促成了第一次大降价（澳大利亚卫生和老年保健部 2010a）。2012 年第一轮 EAPD 之后，75 类 237 种列入药品福利计划清单的产品下调了价格，降价幅度从 10% ~ 83% 不等。2013 年 4 月第二轮 EAPD 下调了所有 62 类药品的价格，降价幅度从 10% ~ 87% 不等。总体来看，价格改革使药品福利计划在 2010 ~ 2011、2011 ~ 2012、2013 ~ 2013 各年度的开支分别节省了 7250 万美元、3.018 亿美元和 6.613 亿美元。从 2012 年 4 月到 2014 年 8 月，价格公示之后的降价药品总共有 160 种，平均降价幅度 42%（从 10% ~ 98% 不等）。

3. 最新政策变化

2014 年 10 月实行了一项简化价格信息披露（SPD）政策。该政策不仅简化了价格信息披露程序，而且还允许以更快的速度根据市场价格调整药品福利计划清单药品价格。信息披露周期已经从 18 个月缩短到 12 个月，为每个周期收集数据时间跨度也从 12 个月缩短到 6 个月。

（四）新药的有条件进入协议

为进一步支持药品列入药品福利计划清单，澳大利亚还采取了签定有条件准入协议的措施。澳大利亚于 1997 年开始采用简单的基于财务的准入协议。从 2003 年起，澳大利亚的大部分有条件准入协议采用有法律约束力的合同形式。简单的基于财务的协议通常采用价格总量控制协议的形式，开支总额达到预先设定的水平时给予回扣。回扣额度可以不同，既有部分折扣，也有成本全额回扣。当成本高出协议额度时，回扣全部成本。协议额度根据病人数量、处方数量或药品成本确定。其他一些形式的有条件准入协议被视为基于疗效的协议，也就是说，继续享受补贴需要用药病人达到一定的健康水平，而这种目标是否已经达到需要有确凿的反馈证据。澳大利亚卫生部对用药情况实施监控，以确定开支是否已经达到协议额度。2013 年 2 月，至少有 71 种药品签定了有条件准入协议。共有 28 种药品执行了向病人提供足够福利的连续性规则。还有一种协议形式是通过扩大证据列入补贴范围的协议，要求收集更多相关适应症的临床证据，以取得列入清单的资格。尽管这种协议越来越多，但不太普遍。根据扩大证据享受补贴协议，在取得新证据时可能需要重新进行价格谈判。波生坦（Bosentan）就是一个例子。这种药于 2004 年被作为肺动脉高压用药列入清单，条件是如果死亡率效益高于当初提供的材料所述，则做好疗效登记并下调价格。最近更多的例子还包括转移性黑色素瘤用药易普利姆玛（ipilumumab）和非小细胞性肺癌用药克唑替尼（crizotinib）。

五、药品的合理使用

澳大利亚国家医药政策的另一个重要目标是保证药品的合理使用。合理用药是一项覆盖澳大利亚全国的国家战略。该战略明确了在行为理论和健康促进框架的基础上依靠支持合理用药的重点资源提高用药质量的措施。全国处方服务署用药知识宣传机构（NPS MedicineWise）（http://www.nps.org.au/）作为一个独立的非盈利组织，接受来自澳大利亚政府卫生部的资助，面向全国提出一系列合理用药建议。该机构的活动包括处方者反馈、学术详解、临床查检、病例研究和教材编写等。用药知识宣传机构有一项大型活动计划，包括知识竞赛、同伴教育、消费者合理用药教育、消费者用药信息交流等。除了用药知识宣传机构组织的相关活动之外，澳大利亚还为促进合理用药发行了澳大利亚人用药手册，内容包括独立的药品比较信息、国家用药指南和联邦政府资助的合作医疗服务项目介绍。

参考文献

[1] Australian Institute of Health and Welfare. Health expenditure Australia 2013–14. Health and Welfare Expenditure Series no. 54. Cat. no. HWE 63. Canberra: AIHW; 2015.

[2] Commonwealth Department of Health and Aged Care. National medicines policy 2000. Canberra: Commonwealth Department of Health and Aged Care; 1999.

[3] Australian Government, Department of Industry. Regulation and pricing in the pharmaceuticals industry 2014 [13 September 2014]. Available from:http://www.industry.gov.au/industry/Pharmaceuticalsand HealthTechnologies/Pharmaceuticals/Pages/RegulationandPricingInthePharmaceuticalsIndustry.aspx

[4] Australian Government, Department of Health, Therapeutics Goods Administration. Australian register of therapeutic goods 2014 [13 September 2014]. Available from:http://www.tga.gov.au/industry/artg.htm.

[5] Australian Government, Department of Health, Therapeutic Goods Administration. About the TGA Canberra: Department of Health; 2014 [25 April]. Available from:http://www.tga.gov.au/about/index.htm#.U1nhLSTHHY8.

[6] Australian Governmemt, Department of Human Services. Pricing of Pharmaceutical Benefits Scheme medicine 2015 [cited 2015 1 October 2015]. Available from:http://www.humanservices.gov.au/health-professionals/enablers/pricing-of-pbs-medicine.

[7] Australian Government, Department of Health and Ageing. Annual report 2012-2013 2013 [18 December 2013]. Available from:http://www.health.gov.au/internet/main/publishing.nsf/Content/annual-report2012-13.

[8] Australian Government Department of Health. Australian statistics on medicines 2013. Canberra: Australian Government Department of Health; 2015.

[9] Australian Governmemt, Department of Health. Fees, patient contributions and safety net thresholds. History of PBS copayments and safety net thresholds: Australian Government; 2014 [24 April 2014]. Available from:http://www.pbs.gov.au/info/healthpro/explanatory-notes/front/fee.

[10] The Commonwealth of Australia. Framework for the introduction of parallel TGA and PBAC processes 2011 [updated 18 February 201128 June 2014]. Available from:http://www.pbs.gov.au/info/publication/factsheets/shared/framework-for-introduction-ofparallel-TGA-and-PBAC-processes.

[11] Medicines Australia. The Australian pharmaceuticals industry. Winds of change 2010 [13 September 2014]. Available from:http://medicinesaustralia.com.au/files/2011/03/20100603-pub-MedicinesAustralia-winds-of-Change.pdf.

[12] Australian Government, Department of Health. Pharmacy location rules. Applicant's handbook. Version 1.1, March 2014 2014 [13 September 2014]. Available from:http://www.health.gov.au/internet/main/publishing.nsf/Content/DDB409EBB18FCE8FCA257BF0001D3C0C/$File/pharmacy-location-rules-handbook-v1.1-march-2014.pdf.

[13] Feros P. Price deflation: outbreaks and antidotes. The Australian Journal of Pharmacy. 2011;92

（1093）:60–3.

[14] Beecroft G. Generic drug policy in Australia: a community pharmacy perspective. Australia and New Zealand health policy. 2007;4:7.

[15] Australian Government, Health Do. Drug Utilisation Sub Committee （DUSC） 2014 [15 September 2014]. Available from:http://www.pbs.gov.au/info/industry/listing/participants/drug-utilisation-subcommittee.

[16] Pharmaceutical Benefit Advisory Committee. Guidelines for preparing submissions to the Pharmaceutical Benefits Advisory Committee 2015 [cited 2015 1 October 2015]. Available from: http://www.pbac.pbs.gov.au/.

[17] Chim L, Kelly PJ, Salkeld G, Stockler MR. Are cancer drugs less likely to be recommended for listing by the Pharmaceutical Benefits Advisory Committee in Australia? Pharmacoeconomics. 2010;28（6）:463–75.

[18] Mauskopf J, Chirila C, Masaquel C, Boye KS, Bowman L, Birt J, et al. Relationship between financial impact and coverage of drugs in Australia. Int J Technol Assess Health Care. 2013;29（1）:92–100.

[19] Australian Government, Health Do. Post-market reviews of pharmaceutical benefits scheme subsidised medicines 2014 [15 September 2014]. Available from:http://www.pbs.gov.au/info/reviews/subsidised-medicines-reviews.

[20] Pharmaceutical Benefit Advisory Committee. PBAC Review of bDMARDs for the treatment of severe active rheumatoid athritis 2009 [14 June 2013]. Available from:http://www.health.gov.au/internet/main/publishing.nsf/Content/pbac-psd-bdmards-dec09.

[21] Pharmaceutical Benefit Advisory Committee. PBAC Recommendations from the Review of Pharmaceutical Benefits Scheme Anti-dementia Drugs to Treat Alzheimer Disease 2013 [14 June 2013]. Available from: http://www.pbs.gov.au/info/reviews/pbac-minutesalzheimers.

[22] Australian Government Department of Health. Browse by Group Premium: Commonwealth of Australia; 2015 [cited 2015 23 October]. Available from:http://www.pbs.gov.au/browse/group-premium.

[23] Pharmaceutical Benefits Pricing Authority. Appendix 2: pharmaceutical benefits pricing authority annual report for the year ended 30 June 2013. 2013 [14 September 2014]. Available from:http://www.health.gov.au/internet/main/publishing.nsf/Content/53FCED10EAD1C98CCA257 C0500786C41/$File/Appendix%202%20 Pharmaceutical%20Benefits%20Pricing%20Authorit y%20Annual%20Report.pdf.

[24] Australian Government, Department of Health. Termination of the Pharmaceutical Benefits Pricing Authority（PBPA）2014 [14 September 2014]. Available from:http://www.pbs.gov. au/info/news/2014/03/termination-of-pbpa.

[25] Sixth Community Pharmacy Agreement,（2015）.

[26] Pharmacy Guild of Australia. Pharmacy innovations in e-health 2014 [14 September2014]. Available from: http://www.guild.org.au/docs/default-source/public-documents/issuesand-resources/Fact-Sheets/pharmacy-innovations-in-ehealth.pdf?sfvrsn=0.

[27] Australian Government, Department of Health and Ageing. Questions and answers on new pricing and listing arrangements for generic medicines on the Pharmaceutical Benefits Scheme （PBS）2005 [20 September 2011]. Available from:http://www.health.gov.au/internet/main/publishing.nsf/Content/8464B883F90180E1CA25732 B0048D610/$File/qa_newpricing.pdf>.

[28] Spinks JM, Richardson JR. Paying the right price for pharmaceuticals: a case study of why the comparator matters. Aust Health Rev. 2011;35（3）:267-72.

[29] Lofgren H. Generic medicines in Australia: business dynamics and recent policy reform. Southern Med Review. 2009;2（2）:24-8.

[30] Bulfone L. High prices for generics in Australia: more competition might help. Australian Health Review. 2009;33（2）:200-14.

[31] Australian Government Department of Health and Ageing. The Impact of PBS Reform. Canberra: 2010.

[32] Australian Government, Department of Health and Ageing. The impact of PBS reform Canberra2010. Available from: http://www.pbs.gov.au/info/industry/useful-resources/impactof-pbs-eform.

[33] Australian Government, Department of Health. Memorandum of understanding between the Commonwealth of Australia and Medicines Australia 2010 [14 June 2013]. Available from: http://www.health.gov.au/internet/main/publishing.nsf/Content/further-PBSreforms-Agreement.

[34] Australian Government, Department of Health and Ageing. Price reductions for main, first transitional and second transitional cycles 2012 [24 August 2012]. Available from:http://www.pbs.gov.au/info/industry/pricing/eapd/price-reductions.

[35] Australian Government, Department of Health and Ageing. Price reductions for second main cycle 2013 [15 June 2013]. Available from:http://www.pbs.gov.au/info/industry/pricing/eapd/price-reductions-for-second-main-cycle.

[36] Australian Government, Department of Health and Ageing. Annual report 2010-2011 2011 [15 September 2014]. Available from:http://content.webarchive.nla.gov.au/gov/wayback/20140212092902/http:/www.health.gov.au/internet/main/publishing.nsf/Content/FEB608DDB709DAC5CA257BF0001C6C8A/$File/DoHA%20Annual%20Report%202010-11.pdf.

[37] Australian Government, Department of Health and Ageing. Annual report 2011-2012 2012 [14 September 2014]. Available from:http://webarchive.nla.gov.au/gov/20140212095112/http://www.health.gov.au/internet/main/publishing.nsf/Content/Annual%20Reports-3.

[38] Medicines Australia. 'Let them eat cake' the wrong PBS recipe 2014 [19 September2014]. Available from: http://medicinesaustralia.com.au/media-events/from-the-chiefexecutive/.

[39] Australian Government, Department of Health. Price disclosure （SPD） 2014 [14September 2014]. Available from: http://www.pbs.gov.au/info/industry/pricing/pricedisclosure-spd.

[40] Australian Government, Department of Health. PBS Pricing Fact Sheet 2015 Price Disclosure Changes 2015 [cited 2015 1 October 2015]. Available from:http://www.pbs.gov.au/info/industry/pricing/price-disclosure-spd/pbs-pricing-fact-sheet-2015-price-disclosure-changes.

[41] Vitry A, Roughead E. Managed entry agreements for pharmaceuticals in Australia.Health Policy. 2014.

[42] Commonwealth Department of Health and Ageing. The national strategy for quality use of medicines. Canberra: Commonwealth Department of Health and Ageing; 2002.

[43] Australian Government Department of Health and Ageing. Measurement of the quality use of medicines component of Australia's national medicines policy. Canberra: Australian Government Department of Health and Ageing,, 2003.

美国兼顾成本、质量和可及性的药品成本控制"间接"机制

昆山杜克大学全球健康研究中心"全球健康实践"教授

J. Moe博士

一、背景

　　由于美国和欧盟市场使用了许多"间接"模式来进行药品的卫生筹资，因此他们对于通过结构、流程和政策等来控制成本，同时兼顾成本、质量和可及性方面拥有大量经验。在详细介绍这些国家的报告之前，让读者了解在间接卫生筹资的医药市场中常见的"公共信托"和"代理"机制，将有助于读者的理解。

　　在美国和欧盟的第三方付款人（本节只描述了美国药房福利管理者采用的药品流通、采购和处方定价系统），无论是国营保险公司或私营保险公司，都已经实施了各种机制以推动处方药的使用朝着以低价非专利药（和首选品牌药）来替代昂贵的品牌药的趋势方向发展。所有的保险计划均包括保险覆盖医疗（保险报销）、非保险覆盖医疗（保险范围不适用），通常还包括某种类型的共同支付机制（co-pay，在药价支付中，除保险覆盖部分外，患者

还要支付固定金额或者支付固定比例的药价）。

药品福利计划（医疗计划覆盖或未覆盖的药品）和共付／共保的额度能很大程度上影响患者的选择。这使得保险公司能在控制成本的同时，实现"合理用药"目标，以确保药品的使用能符合临床的最佳疗效。通过改变患者的自费部分（例如，该药品不在保险范围之内，或者患者的该药品共付部分比其他替代药更高），这些福利计划、抚恤金方案和共付／共保机制使得患者用药偏向于保险公司的优选药品（品牌药或仿制药）。其他一些机制则通过物质激励医生和药师在开药和配药时选择仿制药，而仿制药应当与所开的品牌药具有相同的疗效。此外，第三方付款人还可以提高患者、开药医生及药剂师优先选择低成本非专利药的意识。药品福利计划的一个重要组成部分是"处方药目录"，它是经批准进入保险的药品目录，根据诊断及不同水平（层级）的共付／共保金额确定不同的费用。

以下是关于美国制药业供应链以及第三方付款人及其他供应链参与者导致药品使用向低成本品牌药或仿制药（或者更符合临床指南规定的合理用药要求的药物）转变的有关机制阐述。

二、美国制药业供应链概述

美国的制药企业直接或通过批发商将药品销售给药房。多数制药企业通过三大批发商经销药品：麦克森（McKesson）、康德乐（Cardinal Health）和美源伯根（AmerisourceBergen），它们在药品批发市场中占有85%的份额[①]。这三大批发商以及其他小型批发商主要面向零售药房、邮购药房、医院药房和长期护理机构批发药品。但是，某些制药企业在销售药品时全部或一部分不通过批发商进行[②]。

美国也有一些大的全国连锁药房，在零售药房渠道销售中起关键作用。

[①]　凯撒家庭基金会：《跟随药丸：了解美国商业药品供应链》，2005年3月，第8页。
[②]　Id. 第8～9页。

连锁药房的销量占零售药房总销量的 52%①。

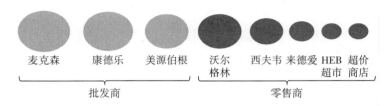

图 1　三大批发商与顶级药房零售商的规模比例

数据来源：美源伯根 2012 10–K 销售报表，第 19 页；康德乐 2013 10–K 销售报表，第 12 页；HEB 2012 销售报表（http://supermarketnews.com/h-e-b-2012）；麦克森 2013 10–K 销售报表，第 26 页；来德爱 2013 10–K 销售报表，第 25 页；西夫韦 2012 10–K 销售报表，第 20 页；超价超市 2013 10–K 销售报表，第 24 页；沃尔格林 2012 10–K 销售报表，附表 12 第 2 页。

美国大部分处方药是通过保险计划、雇主或其他健康计划赞助商提供的处方药健康福利来支付②。提供处方药保险的保险公司，如安泰和维信诺等，都属于美国的大型企业③。

在许多健康保险计划中，政府医疗保险（Medicare Part D）和私营保险公司都会指定一家药房福利管理者（PBM）来管理其所提供的医疗福利中的药房服务环节。PBM 提供的服务内容包括：①制订和管理处方药目录、首选处方药目录、阶梯疗法以及事先授权方案；②确定药房支付水平；③与一系列药房签订合同；④与药品生产企业谈判回扣协议；⑤维持患者依从性计划；⑥进行药品利用综述④。PBM 的规模通常用接受服务的患者数量来衡量，这一度量标准可被看作"覆盖情况"。2011 年美国三大 PBM（按年处方量）是快捷药方公司、CVS 公司和美可保健公司，分别为 9000 万、8510 万和 6500

---

① Id. 第 11 页。

② 美国医疗保险与医疗补助服务中心（Centers for Medicare & Medicaid Services）：《2011–2021 国家医疗支出预测》，表 11，网址：http://www.cms.gov/Research–Statistics–Data–and–Systems/Statistics–Trends–and–Reports/NationalHealthExpendData/Downloads/Proj2011PDF.pdf。

③ 参见美国有线电视新闻财经网（CNN Money）：《财富 500 强名单》，网址：http://money.cnn.com/magazines/fortune/fortune500/2013/full_list/，最近一次登录：2013 年 10 月 18 日。

④ 凯撒家庭基金会：《跟随药丸：了解美国的商业药品供应链》，2005 年 3 月，第 8 页。

万人口提供了服务[①]。在 2011 年，这三家 PBM 分别完成了 6.561 亿、5.848
亿和 7.401 亿个处方的服务[②]。

　　图 2 分析了前面介绍的药品供应链中资金和商品在不同角色中流动方式。

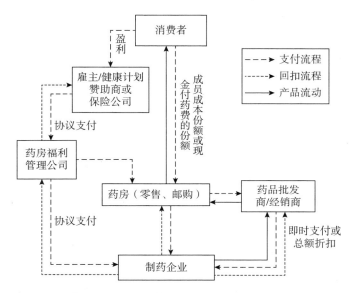

图 2　商业药品供应链中的药品和金融交易在不同角色中的流动

数据来源：凯撒家庭基金会：《跟随药丸：了解美国的商业药品供应链》，2005 年 3 月，第 3 页。

三、处方药目录分级和报销范围

　　美国第三方付款人控制成本最重要的手段之一是"处方药目录"。处方
药目录中列出的药物是经过批准的，患者 / 药房为某种医疗问题而开具的药
物必须是目录中的药物支付者才会报销[③]。医疗保险公司的处方药目录通常

---

　　① 美国药房福利管理学院：《10 大药房福利管理公司及按会员人数划分的市场份额》，2011
年第二季度统计数字，网址：http://www.pbmi.com/PBMmarketshare1.asp。

　　② 美国药房福利管理学院：《10 大药房福利管理公司及按年处方量划分的市场份额》，2011
年第二季度统计数字，网址：http://www.pbmi.com/PBMmarketshare2.asp。

　　③ 《处方药目录管理》，美国药房管理协会，http://amcp.org/WorkArea/DownloadAsset.aspx?id=
9298。

会说明哪些药品属于可报销之列，以及配药时患者需要分担的费用水平。成本分摊一般是指患者在每次按方取药时支付部分费用，通常为固定金额[①]。

第三方付款人通常委托"药物与治疗学"（P & T）委员会来建议医疗保险应当覆盖哪些药品。药物与治疗学委员会会综合考虑有效性、安全性、便利性、依从性等来判断药品价格或价值[②]。美国的体系中拥有广泛的零售药房系统，如私营药店、公立和私立医院的门诊药房以及为住院病人提供药品的院内药房等。

许多处方药目录采用分级共付系统；多数采用三级系统，有些层级更多[③]。通常第一级包括仿制药，第二级包括首选品牌药，第三级包括非首选品牌药。共付额度随层级增多而增加。因此，仿制药通常是共付额度最低，首选品牌药的共付额度居中，而非品牌药的共付额度最高。此外，有许多药品未列入任何目录层级。目录中未列入的药品不能予以报销。为了强化这一涵盖范围的限制，当处方以电子方式处理时，第三方付款人会告知药剂师该药品不符合报销规定；这种方式有时被称为"国家药品编码（NDC）限制"[④]。由于报销涵盖范围对于消费者的药品购买行为具有重要影响作用，某种药品的生产企业通常会努力争取列入目录，以使该种药品符合保险计划的报销规定。

[①] 某些保险计划要求患者在按方购药时填写其应付的共付百分比。

[②] 参见 Grabowski、Henry 和 Daniel Mullins 合著："药房福利管理、成本效益分析及药品目录编制"，Soc. Sci. Med 期刊，1997 年第 4 期，第 45 卷，第 538 页。也可参见《处方药目录管理》，美国药房管理协会，网址：http://amcp.org/WorkArea/DownloadAsset.aspx?id=9298；"Cotter 证词"，第 107 ~ 108 页；"Manolis 证词"，第 46 ~ 47 页。

[③] 凯撒家庭基金会：《员工健康福利年度调查报告》，2012 年，第 4 页。

[④] Huskamp、Haiden A. 等合著："三级处方药目录对儿童注意力不足/多动症的药物治疗的影响"，《普通精神病学》，2005 年 4 月第 4 期，第 435 ~ 441 页。随着时间推移，每一种目录中的层级数以及每一个药品级别的共付额度均已增加。这一趋势导致了与制药企业谈判时"更大的 PBM 讨价还价能力"。参见 Danzon 和 Nicholson 合著：《牛津大学生物医药产业经济学手册》，牛津大学出版社 2012 年版，第 241 ~ 245 页。

　　共付额度是影响消费者购买药品的另一个关键因素[①]。因此，疗效类似的专利药生产企业会向第三方付款人提供回扣，使其药品获得二级（首选品牌药）资格。如果用于治疗同一种疾病的几种品牌药互相竞争，例如可降低胆固醇的药物阿托伐他汀—立普妥（Lipitor）[®]，争夺并维持二级资格的竞争就会相当激烈[②]。

　　如上述原因，仿制药往往会因共付额度最低而成为最受欢迎的药物。因此，处方药目录是促使开具处方和销售转向仿制药的一个重要机制。还应注意的是，第三方付款人可以促使消费者从购买品牌药转而选择更便宜的仿制药，即使仿制药并不含有与品牌药相同的活性成分。

　　美国并不是本项研究中选用的参照国，上述机制（处方药目录、药房福利管理公司、共保/共付机制）是美国"间接"医疗市场采用的机制，付款人（公立或私营机构）可以利用这些机制来控制药品成本（在用药过度与用药不足之间找到一条中间路径），同时能够保障患者的基本需求，即提供价廉、质优且易于购买的药品。

　　读者应该注意到，美国系统是以药品为核心建立的结构、流程和政策等，并寻求在用药过度与用药不足之间的平衡。美国的药品经销市场紧紧地被三大分销商掌握。这种牢固关系可以降低流通成本，同时确保高水准的性能：很少缺货，快速交货。还应当指出的是，美国市场几乎全面采用了共付共保模式用以防范道德风险问题，即支付那些医生和患者可能会滥用却不必承担

[①]　参见 Huskamp、Haiden 等合著："政策激励型处方药目录对于处方药利用和花费的影响"，《新英格兰医学杂志》，349:23，2003 年 12 月，表5，第 2230 页。也可参见 Rector、Thomas S. 等合著："层级处方药共付机制对于首选品牌药利用的影响"，《医疗保健杂志》，第 41 卷第 3 期，第 398~406 页，2003 年 3 月。或者参见 Jonathan Weiner 等合著："管理式医疗对于处方药利用的影响"，《卫生事务》，1991 年春卷，第 145 页；Chronis Manolis（UMPC 匹兹堡大学医学中心）证词（38:1-5）（"毫无疑问，共付额度对于患者来说是一个重要考虑因素"）。

[②]　当然，品牌药制造企业可以自由选择哪个第三方付款人可以收到最高协议回扣。此外，制药企业可能会选择放弃在一个或多个目录中为自己生产的药品竞争有利地位，如果为了维持二级资格所要提供的回扣过于高昂，或者如果企业可以利用其他手段（例如，提供药品资讯，提供免费样品，直接面向消费者（DTC）进行药品宣传，提供优惠券，或为客户提供其他形式的直接折扣）来抵消因药品共付层级升高而产生的成本。

的药品费用。尽管美国系统中存在着一些分歧，但已达成共识由患者分担一部分成本用以防范道德风险。尽管经济困难的患者并不需要支付这些费用，但"共付"理念已在全球范围内被用以减少道德风险问题。上述这些理念可以作为背景知识，来帮助读者更好地理解参照国报告中的药品成本控制法。这并不意味着或者暗示美国的药品制度是"最佳的"或者优于四个参照国。如上所述，医疗系统及其药品系统本身具有某些特质。

关于美国的药品制度中采用的一系列机制（药品流通、定价和采购）的介绍是为了给读者提供某些理念的"基础"。应该指出的是，美国有最高的GDP中医疗保健支出比例（~18%），但是（与其他欧盟或经合组织国家相比），其许多常见病患者的健康结果并未取得更好的指标。虽然美国的仿制药价格低于许多高收入的欧洲国家（比如德国），仍有许多消费者认为美国的品牌药价格过高（即便患者有医疗保险可以报销药品费用，仍然觉得过于昂贵，并且对共付/共保的比例也有所不满）。